口腔显微技术实验教程

主 编 韩 冰

副主编 李 娜

编 者（按姓氏汉语拼音排序）

韩 冰 李 娜 聂红兵

张金婷 周海静

U0225876

科学出版社

北京

内 容 简 介

20世纪80年代初，手术显微镜首次应用于口腔内科临床，我国在20世纪90年代末开始开展显微根管治疗的基础和临床应用研究，目前已有较多口腔医学院校和专科医院购置了口腔手术显微镜，口腔手术显微镜的诞生与应用使口腔医学进入了显微治疗时代。本书主要涉及牙体牙髓病学、牙周病学、口腔修复学及口腔种植学等需要口腔手术显微镜辅助的部分教学实验，详细地描述了每个实验的实验内容、目的和要求、实验用品、实验步骤和方法，并在有一定难度的实验后面给出思考题。每一部分的主要操作项目，图文结合，方法规范，其中学生操作实验附有评分表及评分标准，有一定的先进性和科学性，有助于学生提高口腔手术显微镜下的操作能力。

本书适合口腔医学专业本科学生使用。

图书在版编目（CIP）数据

口腔显微技术实验教程/韩冰主编.—北京：科学出版社，2021.1
ISBN 978-7-03-066595-9

Ⅰ.①口… Ⅱ.①韩… Ⅲ.①口腔颌面部疾病－显微外科学－医学院校－教材 Ⅳ.① R782.05

中国版本图书馆 CIP 数据核字（2020）第 210863 号

责任编辑：朱　华／责任校对：郑金红
责任印制：李　彤／封面设计：陈　敬

科 学 出 版 社 出版
北京东黄城根北街 16 号
邮政编码：100717
http://www.sciencep.com
北京凌奇印刷有限责任公司 印刷
科学出版社发行　各地新华书店经销
*
2021年1月第 一 版　开本：787×1092　1/16
2022年1月第二次印刷　印张：7
字数：152 000
定价：39.80 元
（如有印装质量问题，我社负责调换）

前　　言

　　口腔医学是一门实践性很强的临床医学，以局部精细操作为主，这就要求口腔专业的学生在学习理论知识的同时，必须重视临床操作技能的培养。口腔临床中所需要的检查、诊断及治疗都在现有的基础上向着微观和精细的方向发展，其中"精细治疗"的观念就源于显微技术在临床上的应用。为了顺应教育部关于深化医学教育改革的总体要求，力求达到培养高素质、创新型、实用型口腔医学人才的目标，根据口腔医学本科教学大纲和本校口腔医学院现有的实验设备和条件，以及近几年的口腔专业教学实践经验，同时参照国内多家兄弟院校的经验，编写了本书。本书注重教学的直观性、互动性、开放性及与后期临床衔接的密切性，努力在相关学科的实验中使用手术显微镜进行显微实验操作，将这一新的医学技术与口腔临床医学课程所涉及的内容进行融合，力求达到提高学生学习能力、实践能力、创新能力、应急能力的培养目的。

　　全书共五部分，包括实验基础、牙体牙髓病学实验、牙周病学实验、口腔修复学实验、口腔种植学实验，主要依据西北民族大学实际办学条件、生源特点、培养目标及显微操作比例的不同而设置相关实验教学项目和内容。因目前口腔手术显微镜主要应用于牙体牙髓病领域，故本书主要涉及的实验侧重于该方向的相关操作，力求将口腔手术显微镜、仿头模系统及口腔医学基本操作实验教程相结合，创新实验教学的内容和方法，推动口腔手术显微镜的普及使用。为提高教学质量，加强学生将知识从理论课本到实践能力的转化，发挥学生的自觉性、主动性和创造性，我们在口腔手术显微镜实验操作过程中，同时制作出多媒体教学资料，丰富了教学方法，具有很好的教学效果。

　　由于编者水平有限，且目前国内相关资料较少，本书中不足之处，诚请各位专家、同行及读者提出宝贵意见！

韩　冰

2020 年 6 月

目　　录

第一部分　实验基础

实验一　口腔手术显微镜构造及基本操作

【实验内容】

1. 口腔手术显微镜的基本原理。
2. 口腔手术显微镜的构造。

【目的和要求】

1. 掌握口腔手术显微镜的基本操作方法。
2. 利用口腔手术显微镜观察仿头模口内离体牙。

【实验用品】

OMS2350口腔手术显微镜（LED口腔手术显微镜），仿头模系统，离体牙若干，口镜，镊子，探针等。

【实验步骤和方法】

1. 了解口腔手术显微镜基本用途　口腔手术显微镜（图1-1）适用于口腔科、眼科、耳鼻喉科及神经外科等科室的显微手术和精细检查。

2. 了解口腔手术显微镜结构特点

（1）OMS2350口腔手术显微镜（LED口腔手术显微镜）见图1-2。

（2）口腔手术显微镜为6挡手动变倍，位于口腔手术显微镜镜头两侧的6挡手动变倍旋钮可切换倍率（图1-3）。

（3）0°～190°变角可调式双筒目镜见图1-4。

（4）万向把手360°周向旋转见图1-5。

3. 口腔手术显微镜操作步骤

（1）打开仪器电源开关。

（2）小横臂系统上下移动至工作位置。

（3）调整瞳距，使操作者双眼能够同时观察到镜下视野区，形成单一、立体的术野。

（4）调节光照度。

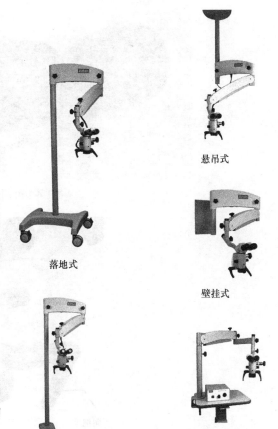

悬吊式

落地式

壁挂式

地面固定式

台面夹持式

图1-1　口腔手术显微镜样式

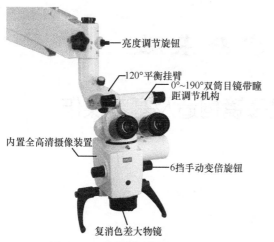

亮度调节旋钮

120°平衡挂臂

0°~190°双筒目镜带瞳距调节机构

内置全高清摄像装置

6挡手动变倍旋钮

复消色差大物镜

图1-2 口腔手术显微镜正面视图

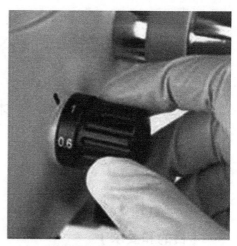

图1-3 6挡手动变倍旋钮

位于口腔手术显微镜镜头两侧的6挡手动
变倍旋钮，可快速、方便地切换倍率

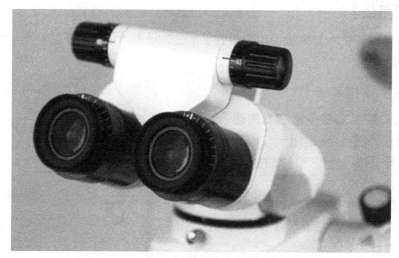

图1-4 可调式双筒目镜

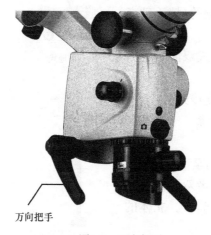

万向把手

图1-5 万向把手

（5）选择要使用的滤光片。口腔手术显微镜有三种颜色的滤光片（无色、橙色和绿色），可根据不同需求进行选择。一般选用无色滤光片，因其成像较清晰，图像颜色比较接近口腔及牙体组织，失真较少。

（6）调整操作者的椅位、仿头模体位，将口腔手术显微镜镜头移至仿头模系统内目标区域上方，将口腔手术显微镜调整到一个适合观察的体位。

（7）用手动变倍旋钮选择要求的倍率：从低倍率确定视野，逐渐放大和调整焦距达到中倍率操作条件（10～16倍）。

口腔手术显微镜能放大30倍以上。受根管深度和照明的限制，放大倍数往往难以达到最大。根据临床实际需要调节放大倍数，如显微根管治疗中，推荐的放大范围是3～30倍，3～6级变焦。一般情况下，低倍率（3～8倍）所见视野较广，光线亮度较高，易于观察整个患牙和窝洞，常用于定位视野；中倍率（8～16倍）较常用，一般临床治疗在中倍镜下进行；高倍率（16～30倍）用于观察患牙及根管内细微的解剖结构。放大倍数越大，口腔手术显微镜的有效孔径越小，进入操作者眼睛的光线也越少，对照明条件要求会越高。

（8）根据操作者的体位及仿头模的高度，移动口腔手术显微镜，调整口腔手术显微镜与术区的距离，通过目镜观察仿头模口内区域右下第一磨牙，进行粗调焦后，再进行微调焦以使视野清晰。

（9）练习观察仿头模口内模型中的右下第一磨牙、左上第一磨牙，注意充分利用显微口镜（见图2-1，本书简称"口镜"）。

（10）观察结束后将小横臂上移至非工作范围。

（11）当口腔手术显微镜不再使用时，切断电源。

4. 操作体位

（1）口腔手术显微镜的操作体位：保持口腔手术显微镜主体线与地平面成80°～95°角，口镜与主体线成45°角，双筒目镜与地平面成165°～185°角，通过反射达到最佳视角。治疗上颌牙时口镜平面与地平面约成40°角，治疗下颌牙时口镜平面与地平面约成120°角。

（2）操作者的体位：操作者坐在座椅上，应有平衡舒适的操作体位，不应因迁就口腔手术显微镜而改变自身姿势，两脚底平放于地平面，两腿平行分开，大腿下缘和双肩与地平面平行，头、颈、腰背呈自然直立位，前臂稍弯曲，保持肩部和双臂处于放松状态，配合腕部及手指完成精细操作。操作者活动的范围应保持在时针的10点至2点位置，且根据不同牙位做出适当调整（注：患者是12点位）。

（3）仿头模体位：仿头模取半卧位或平卧位。在某些情况下，如口腔手术显微镜下进行根管定位、清理和成形需要良好的视野，由于受术区角度的限制，操作者难以在直视下进行操作，所以需要调整仿头模的头位使口镜与物镜约成45°角，借助口镜提供清晰而不扭曲的反射影像，操作过程中不移动口腔手术显微镜只改变口镜镜头的角度就能看清牙齿或根管的内部结构，通过口镜反射以达到最佳视角。仿头模的体位应根据不同的操作区进行调整。

【思考题】

1. 简述口腔手术显微镜调节步骤。

2. 处理口腔内不同牙位时操作者的体位如何改变？

3. 口腔手术显微镜的放大倍数由哪几个参数决定？

【评分表】

评分项目	内容	分数	得分
操作前准备	口腔手术显微镜调整	30	
操作过程	操作者体位	20	
	仿头模体位	20	
	口镜运用	20	
评价	操作规范	5	
	镜下观察效果	5	
合计		100	

（韩　冰）

实验二　口腔手术显微镜辅助器械

【实验内容】

1. 认识口腔手术显微镜常用辅助器械。

2. 在仿头模系统中通过口腔手术显微镜利用各类辅助器械观察离体牙。

【目的和要求】

1. 掌握口腔手术显微镜常用辅助器械的操作。

2. 对比普通口腔器械与口腔手术显微镜辅助器械的不同。

3. 通过口腔手术显微镜在仿头模系统下熟练、协调运用显微器械进行常规检查。

【实验用品】

口腔手术显微镜，橡皮障，显微口镜，显微探针（DG-16），仿头模系统，离体牙等。

【实验步骤和方法】

1. 调整操作者椅位的高度、位置。

2. 调节仿头模体位及头位、口镜位置、物镜位置，确定所观察离体牙在视野中央。

3. 调整瞳距，用双眼观察视野，避免单眼操作。

4. 从低倍率确定视野，逐渐放大和调整焦距达到中倍率操作条件（10～16倍）。

5. 在仿头模系统内利用显微口镜进行操作训练

（1）口腔手术显微镜下进行各类操作需要有良好的视野，由于受术区角度的限制，很难在直视下进行操作，所以必须选用显微口镜——面反射口镜（简称"口镜"，图2-1），它可以提供清晰而不扭曲的反射影像，操作过程中不移动口腔手术显微镜只改变显微口镜镜头的角度就能看清牙体结构。

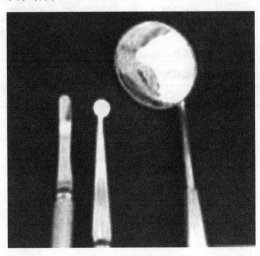

图2-1　显微口镜

（2）口镜与口腔手术显微镜的物镜成45°角为最佳，治疗上颌牙时口镜平面与地平面约成40°角，治疗下颌牙时口镜平面与地平面约成120°角。

（3）如果橡皮障已经放置，口镜镜头必须离开橡皮障隔离的患牙一定距离。口镜如果离患牙太近，会干扰其他器械的使用。

6. 仿头模系统内橡皮障系统的使用训练

（1）使用橡皮障隔离术区是显微根管治疗的必要步骤，其作用为：防止口镜上产生雾气，影响视线；能吸收口镜反射的亮光，使牙体组织更为鲜明；隔绝唾液，防止唾液进入术区；便于术区消毒。

（2）仿头模系统内橡皮障系统的使用见实验四。

7. 在仿头模系统内利用根管探针（DG-16）进行操作训练

（1）根管探针的角度设计不同于口腔检查的常规探针，其前端较直，最常用的是DG-16，用于探查根管口、髓室底、根管壁的完整性（图2-2）。

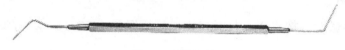

图2-2 根管探针

（2）通过口腔手术显微镜下仿头模内离体牙进行手眼协调训练。

【思考题】

1. 如何调整仿头模体位来保证显微口镜的清晰反射？

2. 橡皮障的使用对口腔手术显微操作的重要作用有哪些？

【评分表】

评分项目	内容	分数	得分
操作前准备	口腔手术显微镜调整	30	
操作过程	口镜运用	20	
	器械选择	10	
	器械使用	30	
评价	操作规范	5	
	器械使用效果	5	
合计		100	

（韩　冰）

实验三　口腔手术显微镜不同牙位操作训练

【实验内容】

1. 熟悉口腔手术显微镜的操作步骤。

2. 通过口腔手术显微镜在仿头模系统中对不同分区的牙齿进行操作训练。

【目的和要求】

1. 熟悉并掌握口腔手术显微镜的常规操作步骤。

2. 学习操作者正确的体位。

3. 针对不同分区的牙齿通过口腔手术显微镜在仿头模系统下熟练、协调运用显微器械进行常规检查。

【实验用品】

口腔手术显微镜，口腔器械盘，仿头模系统，离体牙等。

【实验步骤和方法】

1. 调整操作者椅位的高度、位置。

2. 调节仿头模体位、头位、口镜位置、物镜位置，确定所观察离体牙在视野中央。

3. 调整瞳距，用双眼观察视野，避免单眼操作。

4. 从低倍率确定视野，逐渐放大和调整焦距达到中倍率操作条件（10～16倍）。

5. 在仿头模系统中检查各分区离体牙

（1）右上后牙区（牙位14～18）

1）仿头模椅位轻微升高，调整到使仿头模的下颌平面与地平面平行，上颌平面与地平面成45°角，并使观察区位于操作显微镜下方。

2）操作者位于时钟表盘11点位置，与仿头模或牙椅长轴成65°角。

3）减小口腔手术显微镜与根管所在轴平面的夹角。

4）仿头模仰卧，头后仰。操作右上前磨牙时，应让仿头模头部稍朝向左侧；操作右上磨牙时，仿头模头部完全朝向左侧，方便进行操作。

（2）上前牙区（牙位13～23）

1）牙椅升高使靠背与地平面成45°角，并使观察区位于操作显微镜下方。

2）操作者位于12点位置。

3）减小口腔手术显微镜与根管所在轴平面的夹角。

4）仿头模仰卧，上颌平面与地平面成45°角。

（3）左上后牙区（牙位24～28）

1）轻微升高牙椅，调整到使仿头模的下颌平面与地平面平行，上颌平面与地平面成45°角。

2）操作者位于11点至12点位置。

3）减小口腔手术显微镜与根管所在轴平面的夹角。

4）仿头模仰卧，操作前磨牙时头稍向右转，操作磨牙时头完全侧向右方。

（4）右下后牙区（牙位44～48）

1）轻微升高牙椅，调整到使仿头模的下颌平面与地平面平行，仿头模口腔与操作者肘部在同一水平，靠背与地平面成40°角。

2）操作者位于7点至9点位置。

3）增大口腔手术显微镜与根管所在轴平面的夹角。

4）仿头模仰卧，稍朝向左侧。

（5）下前牙区（牙位33～43）

1）轻微升高牙椅，靠背与地平面成30°角，并使观察区位于操作显微镜下方。

2）操作者位于12点位置。

3）增大口腔手术显微镜与根管所在轴平面的夹角。

4）仿头模仰卧。

（6）左下后牙区（牙位34～38）

1）椅位调整到靠背与地平面成30°角，并使观察区位于操作显微镜下方。

2）操作者位于10点至12点位置。

3）增大口腔手术显微镜与根管所在轴平面的夹角。

4）仿头模仰卧，稍朝向右侧。

【思考题】

1. 各区牙齿观察操作时椅位如何调整？

2. 操作者观察操作各区牙齿时的时钟位有哪些？

【评分表】

评分项目	内容	分数	得分
操作前准备	口腔手术显微镜调整	15	
操作过程	右上后牙区	10	
	上前牙区	10	
	左上后牙区	10	
	右下后牙区	10	
	下前牙区	10	
	左下后牙区	10	
评价	操作规范	15	
	器械使用效果	10	
合计		100	

（韩　冰）

实验四　橡皮障系统的使用

【实验内容】

1. 橡皮障系统的组成及其使用方法。
2. 在仿头模内使用橡皮障时口腔手术显微镜的操作训练。

【目的和要求】

1. 了解橡皮障系统的组成,掌握其使用方法。
2. 认识口腔手术显微镜操作中橡皮障的重要性。

【实验用品】

口腔手术显微镜,套装橡皮障系统,口腔器械盘,仿头模系统,离体牙,演示橡皮障系统使用的视频等。

【实验步骤和方法】

1. 橡皮障隔离术的原理　使用橡皮障隔离术区是进行口腔手术显微镜操作的必要步骤。应用橡皮障不仅能够获得干燥、清洁和无菌的治疗区,预防患者的误吞、误吸,避免软组织受伤,还可隔绝唾液,防止唾液进入术区,方便医生操作。橡皮障能吸收口镜反射的亮光,使牙体组织更为鲜明,通常推荐使用蓝色或绿色的橡皮障。

2. 观看演示橡皮障系统使用的视频。

3. 认识橡皮障系统的组成

(1) 橡皮障布 (图4-1)

按厚度分:薄、中等厚度、厚、超厚、特厚。

按颜色分:浅色、深色、绿色、蓝色。

按材质分:乳胶、非乳胶。

按尺寸分:5×5 (乳牙颌及恒前牙),6×6 (恒牙)。

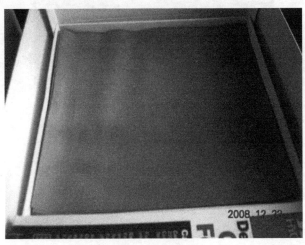

图4-1　橡皮障布

（2）橡皮障支架，见图4-2。

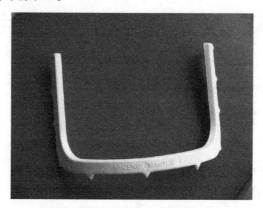

图4-2　橡皮障支架

（3）橡皮障打孔器：橡皮障打孔器一般有5个孔径，由小到大依次对应下颌前牙、上颌前牙、尖牙及前磨牙、体型较大的牙齿（图4-3）。

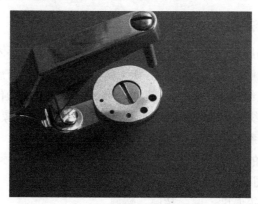

图4-3　橡皮障打孔器

（4）橡皮障夹钳，见图4-4。

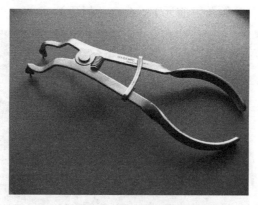

图4-4　橡皮障夹钳

（5）橡皮障固定楔线，见图4-5。

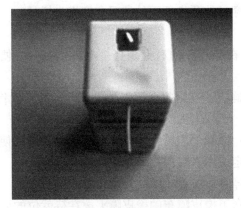

图4-5　橡皮障固定楔线

（6）橡皮障定位打孔模板，见图4-6。

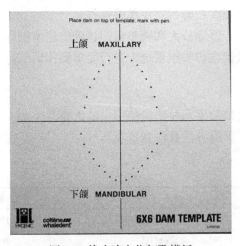

图4-6　橡皮障定位打孔模板

（7）橡皮障夹，见图4-7。

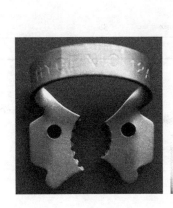
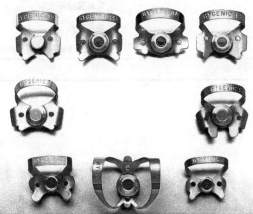

图4-7　橡皮障夹

4. 安装橡皮障

（1）检查橡皮障将穿过的牙齿邻面的情况，磨光尖锐处。

（2）橡皮障打孔

1）橡皮障的定位：在橡皮障的右上角打一个确认孔，以便在安装橡皮障时易于定位。

2）打孔隔湿牙数的确定：通常打孔隔湿被操作牙，如被操作牙涉及邻面的预备和修复则需在邻牙位置打孔。

3）橡皮障孔的定位：原则上应符合患者牙弓的形态，建议使用打孔定位板。

（3）橡皮障就位固定（以有翼橡皮障夹法为例）

1）选择合适的橡皮障夹，将橡皮障夹安装在橡皮障布上。

2）用橡皮障夹钳将套了橡皮障布的橡皮障夹放在待就位的牙颈部。

3）将橡皮障布压入邻面接触区，再调整颊舌面的橡皮障。

4）用橡皮障支架展开橡皮障布。

5. 调整瞳距，用双眼观察视野，避免单眼操作。

6. 从低倍率确定视野，逐渐放大和调整焦距达到中倍率操作条件（10～16倍）。

7. 通过口腔手术显微镜在仿头模系统中进行简单操作训练。

【思考题】

1. 简述橡皮障系统在口腔手术显微镜使用中的重要性。

2. 简述橡皮障安装、拆除方法及注意事项。

【评分表】

评分项目	内容	分数	得分
操作前准备	选取橡皮障夹	10	
操作过程	定位打孔	20	
	安装橡皮障夹	30	
	调整邻间隙	15	
	安装橡皮障支架	15	
评价	操作规范	5	
	器械使用效果	5	
合计		100	

（韩　冰）

第二部分 牙体牙髓病学实验

实验五 口腔手术显微镜下离体下颌第一磨牙 合面洞制备

【实验内容】

1. 教师讲解口腔手术显微镜的操作及保养。

2. 教师讲解和示教口腔科医师操作下后牙区的工作体位。

3. 练习医师的体位，学习口腔手术显微镜的调节，学习手机和口镜的握持及支点的应用，注意口腔手术显微镜下应注视口镜完成操作。

4. 学习 I 类洞的基本概念。

5. 学习 I 类洞预备的方法和步骤。

6. 于仿头模内下颌第一磨牙离体牙制备 I 类洞。

【目的和要求】

1. 掌握口腔手术显微镜的操作步骤。

2. 掌握口腔科医师工作的正确体位。

3. 掌握后牙 I 类洞的设计、制备原则和方法，后牙 I 类洞各部位名称和结构特点。

4. 初步掌握手机和口镜的握持与支点的应用，初步掌握用钻针切割硬物的方法。

5. 逐步适应口腔手术显微镜下通过口镜观察完成操作的过程。

【实验用品】

口腔手术显微镜，仿头模系统，装有右下颌第一磨牙离体牙的石膏模型，手机，球钻，裂钻，倒锥钻，一次性检查盘等。

【实验步骤和方法】

1. 轻微升高牙椅，调整到使仿头模的下颌平面与地平面平行，仿头模口腔与操作者肘部在同一水平，靠背与地平面成40°角。

2. 操作者位于7点至9点位置，仿头模仰卧，稍朝向左侧，调节口镜、物镜位置，确定所观察离体牙在视野中央。

3. 调整瞳距，用双眼观察视野，避免单眼操作。

4. 从低倍率确定视野，逐渐放大和调整焦距达到中倍率操作条件。

5. **在仿头模系统内练习口腔手术显微镜下手机和口镜的握持与支点的应用**

（1）手机握持方法主要有握笔法及掌拇指法，无论哪种握持方法都必须有支点。一般用无名指作支点，但在某一狭小部位进行一些精确而用力的工作时，如使用挖匙刮除腐质时，常用握住工具的中指作支点；有时为了支点更稳固，用无名指和中指共同作支点。支点应放在邻近的硬组织上。

（2）左手用拇指、无名指和中指握持口镜柄距柄端1～2cm处，中指在口镜柄的前方，用左手无名指或手掌尺侧轻支在仿头模的左面颊部作为支点。要求用口镜在口腔手术显微镜下做以下练习：

1）正确握持和确定支点。

2）通过口镜的移动和转动，反射聚光看清仿头模口腔中上颌每一个牙齿的各面和上腭部，注意保持头颈部的基本直立姿势。

3）用口镜牵拉颊部，保护舌部。

6. 口腔手术显微镜下清晰可见右下颌第一磨牙后按照备洞要求进行操作

（1）下颌第一磨牙模拟龋坏为𬌗面点隙浅龋，根据龋坏范围、银汞合金充填Ⅰ类洞制备要求、下颌第一磨牙的𬌗面解剖特点进行洞外形设计。

（2）Ⅰ类洞形设计要求：底平、壁直的盒状洞形，点线角清楚，牙尖下方做倒凹形固位。窝洞应包括咬合面上的全部窝沟、裂隙（预防性扩展的原则），避开牙尖和嵴。洞缘角为直角，外形线要圆缓。

（3）以握笔法握持手机，以中指和无名指放在同侧双尖牙作为支点。

（4）用高速裂钻磨去中央窝完整的釉质，换用小裂钻或球钻从面中央窝处钻入，一次形成洞深，直达釉牙本质界下0.2～0.3mm深度，总深度为1.5～2.0mm。

（5）用低速裂钻，保持深度一致，根据外形的设计，顺沟裂向四周钻磨扩展以形成垂直于洞底的各侧壁。钻磨时注意切勿加深洞底。顺沟裂扩展时应注意避让牙尖，使洞缘形成一条连续的圆缓曲线。

（6）用小倒锥钻清理洞侧髓线角，使之稍圆钝，并修平洞底，以形成线角清晰的盒状洞，最后可以在牙尖下面的侧髓线角处用小球钻钻出倒凹。

【注意事项】

1. 严格按操作规范使用口腔手术显微镜及仿头模系统。

2. 不论使用何种手机，都要求在钻针停转时进出口腔，在钻针转动时出入牙齿。

3. 用手机和钻针切割硬材料时，必须有支点。

4. 初次在口腔手术显微镜下操作要注意手、眼、脚的配合。

【思考题】

1. 钻磨牙齿时，应该注意哪些问题？

2. Ⅰ类洞的外形特点、抗力形和固位形的要求是什么？

3. 体会口腔手术显微镜下操作的难点。

4. 口腔手术显微镜下窝洞制备的优势是什么？

【评分表】

评分项目	内容	分数	得分
准备	仿头模体位	5	
	操作者体位	5	
	口腔手术显微镜调节	10	
操作	手机握持方法	5	
	支点位置	10	
	口腔手术显微镜下通过口镜操作	15	
	钻磨方法	10	
窝洞特点	洞口位置范围及窝洞形状	10	
	窝洞底、壁、点线角	10	
	有无避让牙尖	5	
	抗力形	10	
	洞深	5	
合计		100	

（韩　冰）

实验六 口腔手术显微镜下离体下颌第一磨牙近中邻殆面洞制备

【实验内容】

1. 学习银汞合金修复下颌第一磨牙Ⅱ类洞的特点，下颌第一磨牙Ⅱ类洞的制备原则、方法步骤和要点。

2. 学习练习医师的体位、口腔手术显微镜的调节，学习手机和口镜的握持及支点的应用，注意口腔手术显微镜下应注视口镜完成操作。

3. 学习Ⅱ类洞的基本概念。

4. 于仿头模离体牙制备Ⅱ类洞。

【目的和要求】

1. 熟悉口腔手术显微镜的操作步骤。

2. 掌握后牙Ⅱ类洞的设计、制备原则和方法。

3. 掌握后牙Ⅱ类洞的各部位名称和结构特点。

4. 逐步适应口腔手术显微镜下通过口镜观察完成操作。

【实验用品】

口腔手术显微镜，仿头模系统，装有左下颌第一磨牙离体牙的石膏模型，高速手机，低速手机，各类钻针，一次性检查盘等。

【实验步骤和方法】

1. 椅位调整到靠背与地平面成30°角，并使观察区位于操作显微镜下方。

2. 操作者位于10点至12点位置。

3. 调节仿头模体位，仿头模仰卧，稍朝向右侧。调节口镜、物镜位置，确定所观察离体牙在视野中央；调整瞳距，用双眼观察视野，避免单眼操作。

4. 从低倍率确定视野，逐渐放大和调整焦距达到中倍率操作条件。

5. 在仿头模系统内通过口腔手术显微镜备洞

（1）Ⅱ类洞形设计要求：邻面洞形为殆向略小于龈向的梯形。龈壁位于颈缘线上，与髓壁平行；颊、舌侧壁洞缘位于自洁区，洞缘角接近直角。颊、舌轴壁略向中线聚合，轴壁与牙长轴平行。

咬合面洞形为鸠尾形。邻面洞向咬合面扩展，包括窝沟在内形成鸠尾洞形的膨大部。在颊、舌尖之间缩窄，形成鸠尾峡部，峡部宽度为颊、舌尖之间距离的1/3～1/2。鸠尾峡部与轴髓线角不能重叠，轴髓线角应圆钝。邻面洞与咬合面洞内各点线角要求清楚。

洞底应达釉牙本质界下0.5mm，洞深：咬合面前磨牙深1.5～2.0mm，磨牙深2.0～2.5mm；龈阶宽：前磨牙深0.8～1.0mm，磨牙深1.0～1.5mm。

（2）外形设计：离体下颌第一磨牙模拟龋坏为累及触点的近中邻面颈部龋，根据龋坏范围、银汞合金充填Ⅱ类洞的要求、下颌第一磨牙的殆面解剖特点进行洞外形设计。

（3）用高速裂钻在磨牙近中边缘嵴中份磨除釉质并达釉牙本质界，钻针进入的深度以去净龋坏组织为准，换用中号低速裂钻制备邻面洞，从釉牙本质界处向龈方逐步深入，直到平齐游离龈，保持钻针与牙邻面一致向颈部倾斜，沿龈壁平面向颊、舌侧扩展至自洁区，使颊、舌侧壁稍向外敞并与釉柱方向一致，同时，使钻针在𬌗方向中线聚拢，使邻面洞成为龈方大于𬌗方的梯形盒状，龈壁宽度为1.0～1.5mm。在形成颊、舌侧壁时，注意钻针转动的方向要相反。

（4）选取中号倒锥钻（或裂钻），从邻面轴壁的釉牙本质界下0.2～0.3mm处，颊、舌尖之间，沿近中沟向中央窝扩展。在避让近中颊、舌尖后，在中央窝处形成鸠尾，侧壁深度为2.0mm。鸠尾峡在边缘嵴以内，两牙尖之间，其宽度约为邻面洞𬌗方开口的1/2，或颊、舌尖之间宽度的1/4～1/3，不宜过窄或过宽，过窄容易使充填体折断，过宽则牙体组织破坏过多，充填体易于脱出。髓壁与轴壁垂直形成阶梯而与龈壁平行。用裂钻修整轴髓线角，使之圆钝。

（5）在口腔手术显微镜下保持视野清晰，可先制备出邻面洞雏形后再开始制备𬌗面洞，最后将𬌗面洞及邻面洞做统一修整，通过口腔手术显微镜做检查并精修洞形。每完成一个洞形制备后，检查并修整窝洞使其达到以下要求：底平、壁直、点线角清楚。窝洞的外形线为圆缓曲线。窝洞在咬合面应包括所有的窝沟，在邻面应到达自洁区，同时尽量保留牙尖、边缘嵴及斜嵴。邻面洞的颊、舌侧洞缘角为直角，略向中线聚拢，鸠尾峡部的比例恰当。

【思考题】

1. 试设计Ⅱ类洞的固位形。

2. 为什么Ⅱ类洞要制备成阶梯？龈壁的作用是什么？

3. 为什么要注意釉柱的走向？

4. 感受左下后牙区与右下后牙区使用口腔手术显微镜时的不同之处。

【评分表】

评分项目	内容	分数	得分
准备	仿头模体位	5	
	操作者体位	5	
	口腔手术显微镜调节	10	
操作	手机握持方法	5	
	支点位置	5	
	口腔手术显微镜下通过口镜操作	10	
	制备顺序	10	
窝洞特点	𬌗面洞形	10	
	邻面洞形	10	
	鸠尾	10	
	窝洞底、壁、点线角	10	
	窝洞外形，抗力形，有无避让牙尖	10	
合计		100	

（韩　冰）

实验七 口腔手术显微镜下离体上颌第一双尖牙远中邻𬌗面洞制备

【实验内容】

1. 熟练Ⅱ类洞的操作步骤、制备原则、方法步骤和要点。

2. 练习操作上颌牙口腔手术显微镜的医师体位，学习手机和口镜的握持及支点的应用，尤其注意训练上颌牙口镜下操作的步骤。

3. 巩固Ⅱ类洞的基本概念。

4. 仿头模离体牙制备Ⅱ类洞。

【目的和要求】

1. 掌握口腔手术显微镜的操作步骤。

2. 掌握银汞合金修复上颌第一双尖牙Ⅱ类洞，上颌第一双尖牙Ⅱ类洞的制备特点及方法。

3. 适应口腔手术显微镜下上颌牙操作口镜的特点及稳定操作。

【实验用品】

口腔手术显微镜，仿头模系统，装有右上颌第一双尖牙离体牙的石膏模型，高速手机，低速手机，各类钻针，一次性检查盘等。

【实验步骤和方法】

1. 仿头模椅位轻微升高，调整到使仿头模下颌平面与地平面平行，上颌平面与地平面成45°角，并使观察区位于操作显微镜下方。

2. 操作者位于11点位置，与仿头模或牙椅长轴成65°角。

3. 仿头模仰卧头后仰。操作右上前磨牙时，应让仿头模头部稍朝向左侧；操作右上磨牙时，仿头模头部完全朝向左侧。方便进行操作。

4. 在仿头模系统内通过口腔手术显微镜备洞

（1）假设上颌第一双尖牙远中邻面颈部龋已累及触点，设计窝洞外形。

（2）以执笔法握持手机，以靠近上颌第一双尖牙的邻牙作为支点。

（3）外形设计：根据龋洞大小、银汞合金充填Ⅱ类洞的要求、上颌第一双尖牙的特点进行洞外形设计。

（4）邻面洞的制备：用高速大裂钻从𬌗面远中边缘嵴中份磨去釉质直达釉牙本质界。换用小裂钻从釉牙本质界处向邻面深入，同时保持钻针与牙远中邻面向颈部的倾斜度一致，以保证邻面洞深度一致，直达触点下自洁区。此时钻针向颊、舌两侧扩展至自洁区以做出向𬌗方中线略聚合的颊、舌侧壁，使邻面成为龈方大于𬌗方的梯形盒状洞。因牙颈部缩窄较明显，轴壁与龈壁交角小于直角，洞深度约为1.0mm。

（5）𬌗面洞的制备：用大号裂钻从远中边缘嵴中份釉牙本质界下0.2～0.3mm处向𬌗

面近中方向扩展鸠尾。鸠尾都位于远中窝，不越过𬌗面横嵴。髓壁与𬌗面外形相一致，与龈壁不平行，侧壁与髓壁相垂直。鸠尾峡位于远中边缘嵴内侧，其宽度为鸠尾邻面洞开口部的1/2（或窝洞所在颊、舌尖之间距离的1/4～1/3）。注意鸠尾峡不能与轴髓线角重叠。

（6）窝洞修整：检查窝洞外形、抗力形和固位形是否符合要求。然后用小圆钻修整窝洞，使点角、线角清晰，轴髓线角圆钝，侧壁和龈壁应沿釉柱方向略向洞口微张。

（7）整个操作过程在口腔手术显微镜下保持视野清晰，同样可先制备出邻面洞雏形后再开始制备𬌗面洞，最后将𬌗面洞及邻面洞做统一修整，通过口腔手术显微镜做检查并精修洞形。

【思考题】

1. 制备上颌第一双尖牙Ⅱ类洞的操作要点是什么？

2. 上颌第一双尖牙远中邻𬌗面洞的𬌗面鸠尾在什么情况下可制备到近中点隙处？

3. 总结操作上颌牙齿时口腔手术显微镜与牙齿、口镜保持什么样的角度有利于观察与备洞。

4. 感受下牙区与上牙区使用口腔手术显微镜时的不同之处。

【评分表】

评分项目	内容	分数	得分
准备	仿头模体位	5	
	操作者体位	5	
	口腔手术显微镜调节	10	
操作	手机握持方法	5	
	支点位置	5	
	口腔手术显微镜下通过口镜操作	10	
	制备顺序	10	
窝洞特点	𬌗面洞形	10	
	邻面洞形	10	
	鸠尾	10	
	窝洞底、壁、点线角	10	
	窝洞外形，抗力形，有无避让牙尖	10	
合计		100	

（韩　冰）

实验八 口腔手术显微镜下离体上颌第一磨牙 面洞制备

【实验内容】

1. 熟练 I 类洞制备方法步骤、制备原则及要点。

2. 练习操作上颌不同区域口腔手术显微镜的医师体位，熟练手机和口镜的握持及支点的应用，加强训练上颌牙口镜下观察操作。

3. 巩固 I 类洞的基本概念。

4. 于仿头模离体牙制备 I 类洞。

【目的和要求】

1. 掌握口腔手术显微镜的操作步骤。

2. 掌握口腔手术显微镜下制备上颌磨牙窝洞的方法，领会运用支点及口镜的方法。

3. 复习上颌磨牙的解剖特点及窝洞特点。

4. 以离体上颌第一磨牙为例，假设龋坏分别发生在近中窝及远中窝，掌握上颌磨牙 I 类洞中两个分开的窝洞的设计原理及制备方法。

5. 掌握并总结口腔手术显微镜下口腔四区牙齿备洞的操作要点。

【实验用品】

口腔手术显微镜，仿头模系统，装有左上颌第一磨牙离体牙的石膏模型，高速手机，低速手机，各类钻针，一次性检查盘等。

【实验步骤和方法】

1. 轻微升高牙椅，调整到使仿头模的下颌平面与地平面平行，上颌平面与地平面成 45°角。

2. 操作者位于11点至12点位置。

3. 仿头模仰卧，操作前磨牙时头稍向右转，操作磨牙时头完全侧向右方。

4. 调节口镜、物镜位置，确定所观察离体牙在视野中央；调整瞳距，用双眼观察视野，避免单眼操作。

5. 从低倍率确定视野，逐渐放大和调整焦距达到中倍率操作条件。

6. 在仿头模系统内通过口腔手术显微镜备洞

（1）右手握持手机，以上颌邻牙为支点，左手将口镜置于上颌腭侧，于口腔手术显微镜下通过口镜观察并操作。首先将手机及钻针置于中央窝并垂直于 面，调整口镜方向以在口腔手术显微镜下看清钻针尖端及 面为准。再向四周移动钻针以观察口镜中影像的变化，直至初步熟悉后再开钻。切忌弯腰勾头直视窝洞。

（2）用高速裂钻在近中窝内磨除釉质，达釉牙本质界。换用小裂钻深入牙本质内 0.2～0.3mm，保持深度，令钻针与牙体长轴一致，沿颊沟及近中沟向两侧扩展，避让近中颊尖和斜嵴，形成略带"L"形的长圆形、底平、壁直的盒状洞。用小倒锥钻清理线角，在牙尖和斜嵴下的侧髓线角处制作倒凹（图8-1）。

（3）在远中窝制备殆面洞，顺舌沟扩展，避让远中舌尖和斜嵴，形成卵圆形的盒状洞，然后制作倒凹。

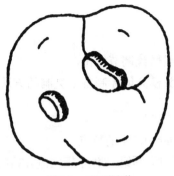

图8-1 殆面洞形

【思考题】

1. 通过口腔手术显微镜制备上颌磨牙窝洞时，应该怎样通过口镜观察操作？

2. 总结口腔四区口腔手术显微镜观察操作的仿头模体位及操作者体位的要点与口镜运用的角度。

【评分表】

评分项目	内容	分数	得分
准备	仿头模体位	5	
	操作者体位	5	
	口腔手术显微镜调节	10	
操作	手机握持方法	5	
	支点位置	10	
	口腔手术显微镜下通过口镜操作	15	
	钻针稳定性	10	
窝洞特点	近中窝洞形	10	
	远中窝洞形	10	
	窝洞底、壁、点线角	10	
	有无避让牙尖	10	
合计		100	

（韩　冰）

实验九 口腔手术显微镜下离体牙 V 类洞制备

【实验内容】

1. 学习 V 类洞的基本概念。

2. 实践不同牙位口腔手术显微镜调节体位。

3. 口腔手术显微镜下于仿头模离体牙制备 V 类洞的方法和步骤。

【目的和要求】

1. 掌握前牙唇面和后牙颊面龈1/3洞的特点。

2. 以离体上颌中切牙唇面和下颌第一磨牙颊面龈1/3洞为例，掌握 V 类洞的设计原理及制备方法。

3. 掌握 V 类洞的各部位名称和结构特点。

【实验用品】

口腔手术显微镜，仿头模系统，装有上颌中切牙及下颌第一磨牙离体牙的石膏模型，手机，球钻，裂钻，倒锥钻，一次性检查盘等。

【实验步骤和方法】

1. 上颌中切牙体位调节，牙椅升高使靠背与地平面成45°角，并使观察区位于操作显微镜下方。（若为左下颌第一磨牙，椅位调整到靠背与地平面成30°角，并使观察区位于操作显微镜下方。）

2. 上颌中切牙体位调节，操作者位于12点位置。（若为左下颌第一磨牙，操作者位于10点至12点位置。）

3. 上颌中切牙体位调节，仿头模仰卧，上颌平面与地平面成45°角。（若为左下颌第一磨牙，仿头模仰卧，稍朝向右侧。）

4. 调节口镜、物镜位置，确定所观察离体牙在视野中央；调整瞳距，用双眼观察视野，避免单眼操作。

5. 从低倍率确定视野，逐渐放大和调整焦距达到中倍率操作条件。

6. **V 类洞形设计要点** 不直接承受咬合力，一般为单面洞，备洞时以固位形和外形为重点。洞形为肾形，位于牙齿颊面或舌面的龈1/3处，切壁止于牙面颈1/3与中1/3交界处，龈壁近龈缘，近、远中壁止于轴面角处。洞壁与洞底垂直，线角清晰。洞底（髓壁）为一弧形平面，其弧度与牙颊（唇）或舌面弧度一致，特别是前磨牙的突度较大，为使洞深一致，又不损伤牙髓，洞底应为与牙面弧度一致的弧面，否则容易将洞底磨平，易造成意外穿髓，同时使近、远中壁很浅，难以形成盒状洞形，不利于固位。V 类洞虽不直接承受咀嚼压力，但咬合运动中，侧向𬌗运动使牙受到颊、舌方向的力，在此力的反复作用下，牙产生以牙颈为中心的往返弯曲，使 V 类洞充填物出现与洞壁分离的趋势，可在4个点角处做倒凹，以增加固位。洞底应达釉牙本质界下0.5mm，洞深约1.5mm。

7. 在仿头模系统内通过口腔手术显微镜制备上颌中切牙Ⅴ类洞

（1）右手以握笔式持手机，以上颌邻牙作为支点（左下颌第一磨牙以邻牙作为支点），左手持口镜牵拉口角（仿头模颊部橡皮），通过口腔手术显微镜借助口镜观察并操作。根据洞形设计要求，在离体牙上设计窝洞外形，并用铅笔在牙颊（唇）面的颈1/3部位画出肾形的Ⅴ类洞形。

（2）选择中号倒锥钻或裂钻，从牙颊（唇）面的近龈1/3处钻入牙本质，在釉牙本质界下0.2～0.3mm处，保持深度，使钻针与牙面成垂直向四周扩展，龈壁于龈缘殆方1.0mm处形成与颈曲线相应的圆弧形，远、近中侧壁在轴角以内与釉柱方向一致而向洞口微张，殆（切）壁不超过颈1/3线。磨牙Ⅴ类洞为避让颊侧沟，侧壁中份可凹入，使外形呈肾形。洞底与牙表现一致，呈弧形，侧壁垂直于轴壁。

（3）用倒锥钻修整轴侧线角，使线角清晰。于龈轴线角和殆（切）轴线角中份制作倒凹。

【思考题】

1. 通过口腔手术显微镜制备上颌切牙窝洞时，应该怎样通过口镜观察操作？
2. Ⅴ类洞设计的要点是什么？制备Ⅴ类洞时应注意什么问题？

【评分表】

评分项目	内容	分数	得分
准备	仿头模体位	5	
	操作者体位	5	
	口腔手术显微镜调节	10	
操作	手机握持方法	5	
	支点位置	10	
	口腔手术显微镜下通过口镜操作	15	
窝洞特点	窝洞外形	10	
	龈壁位置	15	
	殆（切）壁位置	15	
	近、远中壁外展	10	
合计		100	

（韩　冰）

实验十 口腔手术显微镜下离体上颌第一磨牙 I 类复面洞制备

【实验内容】

1. 复习 I 类洞的基本概念。

2. 口腔手术显微镜下于仿头模离体牙制备 I 类复面洞的方法和步骤。

【目的和要求】

1. 以离体上颌第一磨牙颊𬌗面洞制备为例，掌握 I 类复面洞的设计原理及制备方法。

2. 熟悉口腔手术显微镜下制备上颌牙窝洞时操作者的体位、支点及镜下操作方法。

【实验用品】

口腔手术显微镜，仿头模系统，装有左上颌第一磨牙离体牙的石膏模型，手机，球钻，裂钻，倒锥钻，一次性检查盘等。

【实验步骤和方法】

1. 轻微升高牙椅，调整到使仿头模的下颌平面与地平面平行，上颌平面与地平面成 45°角。

2. 操作者位于11点至12点位置。

3. 仿头模仰卧，操作磨牙时头完全侧向右方。

4. 调节口镜、物镜位置，确定所观察离体牙在视野中央；调整瞳距，用双眼观察视野，避免单眼操作。

5. 从低倍率确定视野，逐渐放大和调整焦距达到中倍率操作条件。

6. 右手持手机，以上颌邻牙为支点，左手持口镜，置于上颌腭侧，尽量使口镜与物镜成45°角，借助口镜提供清晰而不扭曲的反射影像。

7. 在仿头模系统内通过口腔手术显微镜制备左上颌第一磨牙 I 类复面洞

（1）用高速裂钻在近中窝磨除釉质，换用小裂钻，在釉牙本质界下0.2～0.3mm处保持深度，使钻针与牙长轴一致，沿颊沟、近中沟制备单侧鸠尾，注意不要损伤斜嵴。峡部在近中颊尖与远中颊尖之间，鸠尾峡等于或略小于𬌗面洞颊方开口。

（2）用高速裂钻制备颊面洞：用高速裂钻磨除釉质，保持深度，使裂钻沿与牙长轴一致的方向，顺颊沟向颊侧扩展，直至颊面，沿颊沟磨出颊面洞，龈壁平颊沟终端，远、近中侧壁基本平行，略向𬌗方聚合，轴壁与龈壁和髓壁垂直。制成后的颊面洞宜小，不必向颊面近、远中向扩展。

（3）修整窝洞，使其底平、壁直，阶梯面互成直角，轴髓线角圆钝，点线角清晰。

【思考题】

1. 试分析邻殆面洞与颊面洞的异同。

2. 理解Ⅰ类洞及Ⅱ类洞的命名要点。

【评分表】

评分项目	内容	分数	得分
准备	仿头模体位	5	
	操作者体位	5	
	口腔手术显微镜调节	10	
操作	手机握持方法	5	
	支点位置	10	
	口腔手术显微镜下通过口镜操作	15	
窝洞特点	窝洞外形	10	
	鸠尾	15	
	保护斜嵴	15	
	轴髓线角、点线角	10	
合计		100	

（韩　冰）

实验十一　口腔手术显微镜下离体上颌中切牙邻舌面洞制备

【实验内容】

1. 学习Ⅲ类洞的基本概念。

2. 学习Ⅲ类洞预备的方法和步骤。

3. 口腔手术显微镜下于仿头模离体牙制备Ⅲ类洞。

【目的和要求】

1. 以上颌中切牙近中邻舌面洞制备为例，掌握Ⅲ类洞的制备原则和步骤。

2. 掌握口腔手术显微镜下制备上颌前牙Ⅲ类洞时操作者的体位、支点及镜下操作方法。

【实验用品】

口腔手术显微镜，仿头模系统，装有左上颌第一中切牙离体牙的石膏模型，手机，球钻，裂钻，倒锥钻，一次性检查盘等。

【实验步骤和方法】

1. 牙椅升高使靠背与地平面成45°角，并使观察区位于操作显微镜下方。

2. 操作者位于12点位置。

3. 仿头模仰卧，上颌平面与地平面成45°角。

4. 调节口镜、物镜位置，确定所观察离体牙在视野中央；调整瞳距，用双眼观察视野，避免单眼操作。

5. 从低倍率确定视野，逐渐放大和调整焦距达到中倍率操作条件。

6. 在仿头模系统内通过口腔手术显微镜制备左上颌第一中切牙Ⅲ类洞

（1）右手握持手机，支点在上颌右侧尖牙及双尖牙区；左手握持口镜，放于上切牙舌侧，调节口镜角度，尽量使口镜与物镜成45°角，借助口镜提供清晰而不扭曲的上切牙舌面反射影像。

（2）用高速裂钻磨除中切牙舌面近中边缘嵴中份的釉质并达釉牙本质界。换用小裂钻，与舌面垂直向釉牙本质界的牙本质侧磨制邻面，唇侧壁与唇面斜度一致。龈壁与切壁向舌方稍聚合，但龈壁长于切壁。唇龈及唇切侧壁相交为圆弧形。邻面洞呈唇方大于舌方的四边形盒状洞，洞深1.0～1.5mm（图11-1）。

（3）用小倒锥钻修整窝洞。髓壁与舌面斜度一致，侧壁与髓壁垂直，轴髓线角圆钝、清晰。可用小球钻在邻面唇轴龈点角和唇轴切点角处制作弧形倒凹，在舌面龈髓线角和切髓线角处制作弧形倒凹。

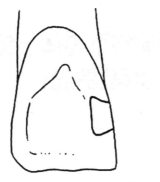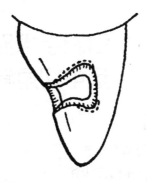

图11-1 洞形

【思考题】

1. 总结使用口腔手术显微镜备洞的操作要点，尤其是镜下使用口镜观察、操作的体会。

2. 总结各类洞形的制备要点及相应的抗力形和固位形。

【评分表】

评分项目	内容	分数	得分
准备	仿头模体位	5	
	操作者体位	5	
	口腔手术显微镜调节	10	
操作	手机握持方法	5	
	支点位置	10	
	口腔手术显微镜下通过口镜操作	15	
窝洞特点	窝洞外形	10	
	洞深	15	
	轴髓线角	15	
	倒凹制备	10	
合计		100	

（韩 冰）

实验十二　口腔手术显微镜下离体上颌中切牙远中切角缺损窝洞制备

【实验内容】

1. 学习Ⅳ类洞的基本概念。

2. 学习Ⅳ类洞预备的方法和步骤。

3. 口腔手术显微镜下于仿头模离体牙制备Ⅳ类洞。

【目的和要求】

1. 以上颌中切牙远中切角缺损为例，掌握前牙切角缺损的复合树脂粘接修复窝洞的制备特点。

2. 掌握口腔手术显微镜下制备上颌前牙Ⅳ类洞时操作者的体位、支点及镜下操作方法。

3. 了解不同切角缺损的类型，Ⅳ类洞的外形、固位形设计及制备方法。

【实验用品】

口腔手术显微镜，仿头模系统，装有左上颌第一中切牙离体牙的石膏模型，手机，球钻，裂钻，倒锥钻，一次性检查盘等。

【实验步骤和方法】

1. 牙椅升高使靠背与地平面成45°角，并使观察区位于操作显微镜下方。

2. 操作者位于12点位置。

3. 仿头模仰卧，上颌平面与地平面成45°角。

4. 调节口镜、物镜位置，确定所观察离体牙在视野中央；调整瞳距，用双眼观察视野，避免单眼操作。

5. 从低倍率确定视野，逐渐放大和调整焦距达到中倍率操作条件。

6. Ⅳ类洞形设计要点　小到中等大的缺损，备洞时应尽可能少地去除牙体组织，不必作固位沟及舌侧鸠尾固位形，常规于洞缘釉质壁作斜面即可。大的缺损，近远中径超过切缘宽度的1/2，或龈缘伸展至根面者，需常规预备洞形。龈轴线角作固位沟，切方一般不作倒凹，因此部位较薄，且有较多的釉质存在。洞缘釉质壁作斜面，根据缺损的范围可适当增加唇缘斜面的宽度，以增加酸蚀面积。必要时，舌侧作鸠尾固位形。

7. 在仿头模系统内通过口腔手术显微镜制备左上颌第一中切牙Ⅳ类洞

（1）右手握笔式持手机，无名指作为支点支于邻牙切端，左手持口镜，放于上切牙舌侧，调节口镜角度，尽量使口镜与物镜成45°角，借助口镜提供清晰而不扭曲的上切牙舌面反射影像。

（2）制备舌侧鸠尾：用裂钻修整缺损边缘，形成一个弧形。用小倒锥钻，自缺损边缘中份的舌侧钻入，钻针与舌面相垂直，并保持约1.5mm深度，向近中、龈方制备鸠尾。

鸠尾头部向远中不越过中线，向上部不超过切缘1/3，向下不损伤舌隆突，鸠尾峡位于缺损缘内侧轴壁上方。髓壁与舌面外形弧度一致，侧壁与侧壁垂直，鸠尾尽可能小，尽量保留健康的牙体组织。然后用小球钻修整，在鸠尾头部的线角处制作弧形倒凹。

（3）修整洞形：沿唇、舌面洞缘修整成45°的洞斜面，适当保留无基釉，洞斜面尽量制备在牙釉质上。

【思考题】

1. 简述Ⅳ类洞设计原则。
2. 简述Ⅳ类洞固位形和抗力形的要求。

【评分表】

评分项目	内容	分数	得分
准备	仿头模体位	5	
	操作者体位	5	
	口腔手术显微镜调节	10	
操作	手机握持方法	5	
	支点位置	10	
	口腔手术显微镜下通过口镜操作	15	
窝洞特点	鸠尾	30	
	倒凹	10	
	保护髓角	10	
合计		100	

（韩　冰）

实验十三 口腔手术显微镜复合树脂粘接修复窝洞制备

【实验内容】

1. 复习Ⅱ类洞的基本概念、洞形特点。

2. 口腔手术显微镜下于仿头模离体牙制备复合树脂充填修复Ⅱ类洞的方法和步骤。

【目的和要求】

1. 以离体下颌第一前磨牙邻𬌗面洞制备为例，掌握复合树脂修复Ⅱ类洞制备原则。

2. 熟悉口腔手术显微镜下制备下颌牙窝洞时操作者的体位、支点及镜下操作方法。

【实验用品】

口腔手术显微镜，仿头模系统，装有右下颌第一前磨牙离体牙的石膏模型，手机，球钻，裂钻，倒锥钻，带楔子的成形片，一次性检查盘等。

【实验步骤和方法】

1. 轻微升高牙椅，调整到使仿头模的下颌平面与地平面平行，仿头模口腔与操作者肘部在同一水平，靠背与地平面成40°角。

2. 操作者位于7点至9点位置。

3. 仿头模仰卧，稍朝向左侧。

4. 从低倍率确定视野，逐渐放大和调整焦距达到中倍率操作条件。

5. 在仿头模系统内通过口腔手术显微镜制备右下颌第一前磨牙Ⅱ类洞

（1）以离体下颌第一前磨牙为例，模拟龋坏为近中邻面接触区及𬌗面近中窝龋损。

（2）以执笔法握持手机，以右下颌第一前磨牙的邻牙作为支点。

（3）为保护邻牙，可在邻面放置带楔子的成形片。

（4）用高速裂钻在磨牙近中边缘嵴中份磨除釉质达釉牙本质界。换用中号低速裂钻制备邻面洞，从釉牙本质界处向龈方逐步深入，直到去除邻面龋损组织，扩出接触区，直到龈壁离邻牙的水平距离为0.5mm，保持钻针与牙近中面外形一致，向颈部倾斜，沿龈壁平面向颊侧扩展至自洁区，同时使钻针在𬌗向中线聚合，初步令邻面洞成为龈方大于𬌗方的梯形盒状洞，龈壁宽度为1.0mm。

（5）选取中号裂钻，从邻面轴壁的釉牙本质界下0.2~0.3mm处，颊、舌尖之间，沿近中沟扩展，同时避让近中颊、舌尖，直到去除近中窝的龋损组织。不必向颊舌向扩展，不必制作鸠尾。侧壁深度为2.0mm，髓壁与轴壁相交线成阶梯，轴髓线角圆钝，初步形成𬌗面洞。

（6）窝洞修整：用0.5mm球钻修整点角、线角，使点角和线角圆钝；用中号裂钻修整邻面颊、舌侧洞壁，使其微张；在侧壁外缘1/3处，制作0.5mm的短斜面；龈壁与髓壁平行，不必制作短斜面；修整𬌗面洞壁，去除无基釉，不必制作短斜面，使其为圆缓曲线。

【思考题】

比较树脂修复Ⅱ类洞与银汞合金Ⅱ类洞制备的不同点。

【评分表】

评分项目	内容	分数	得分
准备	仿头模体位	5	
	操作者体位	5	
	口腔手术显微镜调节	10	
操作	手机握持方法	5	
	支点位置	10	
	口腔手术显微镜下通过口镜操作	15	
窝洞特点	窝洞外形	10	
	保护剩余牙体组织	15	
	保护邻牙	15	
	短斜面	10	
合计		100	

（韩　冰）

实验十四　口腔手术显微镜离体下颌第一磨牙
 𬌗面洞银汞合金充填

【实验内容】

1. 口腔手术显微镜下离体牙Ⅰ类洞充填修复。

2. 银汞合金充填方法。

3. 垫底材料的应用。

【目的和要求】

1. 熟悉离体下颌第一磨牙𬌗面洞银汞合金充填修复术。

2. 了解垫底的临床意义和各种垫底材料的使用方法。

3. 掌握口腔手术显微镜下使用手用充填器械的方法。

【实验用品】

口腔手术显微镜，仿头模系统，装有右下颌第一磨牙离体牙的石膏模型，手机，球钻，裂钻，倒锥钻，一次性检查盘，玻璃板，调拌刀，粘固剂充填器，磷酸锌粘固剂，氧化锌丁香油酚粘固剂，银汞合金胶囊，汞，银汞合金输送器，雕刻器，充填器，磨光器，银汞合金自动调拌机，小棉球等。

【实验步骤和方法】

1. 轻微升高牙椅，调整到使仿头模的下颌平面与地平面平行，仿头模口腔与操作者肘部在同一水平，靠背与地平面成40°角。

2. 操作者位于7点至9点位置。

3. 仿头模仰卧，稍朝向左侧。

4. 在仿头模系统内通过口腔手术显微镜充填右下颌第一磨牙Ⅰ类洞

（1）窝洞清理：用注射器抽取0.9%氯化钠注射液，将制备好的窝洞冲洗干净，用气枪吹干。放置橡皮障或者用棉卷分别放置于患牙的颊舌侧，用蘸有乙醇的小棉球消毒窝洞，气枪吹干。

（2）氧化锌丁香油酚粘固剂

1）材料特性：氧化锌丁香油酚粘固剂可用于暂时封闭窝洞或深洞垫底，作为垫底使用，因其强度不够，必须再用磷酸锌粘固剂覆盖。

2）调拌方法：取丁香油一滴，取氧化锌粉适量并分为数份，在玻璃板上用不锈钢调拌刀逐份将粉末均匀地以旋转式调入液体中，直到易于成形的稠度。

3）垫底法：取适量的氧化锌丁香油酚粘固剂置于清理好的窝洞一侧洞壁，用粘固剂充填器将其轻轻推送至窝洞髓壁，并轻压，使之平铺于髓壁，厚度约为0.5mm。注意勿将材料残留在侧壁洞缘上。

（3）磷酸锌粘固剂

1）材料特性：磷酸锌粘固剂不是永久性充填材料，其强度远不如银汞合金，主要用作暂时性修复、乳牙修复、深洞垫底等。磷酸锌粘固剂在深窝洞内对牙髓有轻微刺激，尤以调拌太稀时游离磷酸的刺激性较明显，故在深洞垫底时要先垫一层氧化锌丁香油酚粘固剂，再垫一层磷酸锌粘固剂，此称为双层垫底。

2）调拌方法：将粉末置于玻璃板一端，并分为数份，然后取液体一滴放于玻璃板另一端，用不锈钢调拌刀调拌。逐份将粉末调入液体中，平持调拌刀以旋转式搅拌均匀，摊开。一份粉末调匀后，再加入另一份粉末进行搅拌，应在1～2min内调拌至所需的稠度。修复用磷酸锌粘固剂应调拌稍稠。

3）调拌注意事项：注意摊开散热，并防止空气进入。调拌时，若散热不够，固化时间缩短，则加入粉末减少，强度下降。若固化加速，以致粘固剂过稠，应弃去，切不可再加液体调拌。调拌过程中，勿使水分混入，以免固化加快。使用后，粉末、液体需密封储藏，避免液体蒸发或粉末潮解。

4）垫底或修复法：按常规隔湿、清理、干燥窝洞；用粘固剂充填器取适量材料置于洞缘，再用粘固剂充填器平头端将材料轻推入洞底（髓壁），推开压平，厚度约为0.5mm。若以磷酸锌粘固剂修复窝洞，则宜一次切取足量放入洞内，迅速施加适当压力充填并刮去多余材料，10min后，可进行磨光并调整咬合。垫底时，注意勿使材料滞留窝洞侧壁。

（4）银汞合金充填

1）银汞合金调和：将银汞合金胶囊放入银汞合金调拌机内，一般为40～60s。

2）银汞合金充填：常规隔湿、清理、吹干窝洞。用银汞合金输送器将一小块银汞合金送入洞底；先用小型充填器将银汞合金压入点角、线角等处，再逐渐加入较干的银汞合金，层层加压。每次挤压时，均应将余汞剔出洞外，以免银汞合金中含汞过多。窝洞将满时，可用大块银汞合金充填入洞，并用较大的充填器充压，直至充填体高出洞面，并尽量挤出余汞。银汞合金调制好后，不宜搁置，从调制到银汞合金充填完成不应超过7min。

（5）雕刻外形：充填3～5min后，即可用雕刻器雕刻咬合外形。雕刻方向应沿牙面，并紧贴牙面，以免形成充填体薄边、凹陷或羽状边缘。

（6）调改咬合：轻轻将上、下颌合拢，正中及侧运动咬合可查看充填物有无光亮点，即咬合过高的痕迹，如有高点宜用雕刻器去除。

（7）修复体磨光：充填24h～7d内磨光银汞修复体表面，磨光方向应从牙面到充填体。用磨光器磨光𬌗面的沟凹，使修复体不发生腐蚀并保持牙面清洁。

【思考题】

1. 简述氧化锌丁香油酚粘固剂、磷酸锌粘固剂的应用。

2. 简述氧化锌丁香油酚粘固剂、磷酸锌粘固剂的调制。

3. 简述氧化锌丁香油酚粘固剂、磷酸锌粘固剂窝洞垫底的方法和步骤。

4. 窝洞垫底的注意事项有哪些？

5. 银汞合金充填的注意事项有哪些？

【评分表】

评分项目	内容	分数	得分
准备	仿头模体位	5	
	操作者体位	10	
	口腔手术显微镜调节	10	
操作	磷酸锌粘固剂的调制	10	
	氧化锌丁香油酚粘固剂的调制	10	
	隔湿操作	5	
	垫底	10	
	银汞合金充填	10	
	调整咬合、修复体抛光	10	
	无菌操作意识	10	
效果评定	操作规范	5	
	操作效果	5	
合计		100	

（韩　冰）

实验十五　口腔手术显微镜离体第一磨牙邻

𬌗面洞复合树脂修复术

【实验内容】

1. 口腔手术显微镜下离体牙Ⅱ类洞复合树脂充填修复。

2. 酸蚀粘接技术的操作要点。

3. 玻璃离子粘固剂作为垫底材料的应用。

【目的和要求】

1. 以离体下颌第一磨牙邻𬌗面洞充填熟悉复合树脂修复术。

2. 掌握酸蚀粘接技术。

3. 掌握口腔手术显微镜下使用手用充填器械的方法。

【实验用品】

口腔手术显微镜，仿头模系统，装有右下颌第一磨牙离体牙的石膏模型，手机，球钻，裂钻，倒锥钻，一次性检查盘，玻璃板，调拌刀，粘固剂充填器，调拌类氢氧化钙制剂套装，玻璃离子粘固剂，光固化复合树脂修复套装，复合树脂充填器，树脂雕刻刀，小棉球等。

【实验步骤和方法】

1. 轻微升高牙椅，调整到使仿头模的下颌平面与地平面平行，仿头模口腔与操作者肘部在同一水平，靠背与地平面成40°角。

2. 操作者位于7点至9点位置。

3. 仿头模仰卧，稍朝向左侧。

4. 在仿头模系统内通过口腔手术显微镜充填右下颌第一磨牙Ⅱ类洞。

5. 可用橡皮障对窝洞进行隔离。

6. 用乙醇小棉球反复擦洗窝洞，切勿余留牙质碎屑。

7. 若系邻𬌗面洞，充填时需先正确安装有成形片的成形片夹，使成形片颈缘与龈壁贴合，若有缝隙可加入楔子。

8. 吹干窝洞，放置小棉球隔湿，窝洞较深近髓处用氢氧化钙制剂垫底，注意勿将氢氧化钙制剂沾在釉质壁上且范围要小。

9. 用玻璃离子粘固剂垫底，取适量的玻璃离子粘固剂置于清理好的窝洞一侧洞壁，用粘固剂充填器将之轻轻推送至窝洞髓壁（或轴壁），并轻压之，使之平铺于髓壁（或轴壁），厚度约为0.5mm，注意勿将材料残留在侧壁洞缘及龈壁上。

10. 用小毛刷沾酸蚀剂涂布制备好的窝洞，酸蚀剂保持30s，然后用大量清水冲洗至少30s，保证将所有酸蚀剂冲洗干净。用无油气枪吹干，可见窝洞釉质表面呈白垩色，且无光泽。

11. 用毛刷将粘接剂均匀地涂布在酸蚀过的窝洞，用无油气枪轻轻吹成薄薄一层，后用光固化灯照射20s，使粘接剂固化。涂布的粘接剂需呈均匀、薄层。

12. 采用分层固化的原理，用复合树脂充填器取适量光固化复合树脂，放置于窝洞的最底层，厚度一般不超过2mm，用光固化灯照射30～40s，然后再填入2mm厚的树脂，照射方法同前，直到充填完全。最后一层充填完成后，用树脂雕刻刀使之成形，尤其是边缘嵴部分，再光照固化。

13. 待材料硬固后，以颊舌方向去除成形片。

14. 修整殆面外形高点，打磨抛光。

15. 玻璃离子粘固剂

（1）材料特性：与牙体之间的粘接，除机械嵌合之外，还具有较强的化学粘接作用。粘接作用受水的影响较大，浸水时间越长，粘接作用越差。玻璃离子粘固剂具有较好的机械强度，优于其他粘固剂，但不如复合树脂和银汞合金。玻璃离子粘固剂中的氟离子具有防龋作用。牙组织与粘固剂接触时间越长，牙齿的耐酸性越高，但随时间延长，其释放氟的能力逐渐下降。另外，它具有良好的封闭作用，能减少充填后的微渗漏，防止继发龋的形成。

（2）调拌方法：按材料说明书的粉与液比例用塑料调拌刀进行调制，方法与调制磷酸锌粘固剂相似，必须分次加粉。用于粘接的材料应调成拉丝状糊剂；用于充填则应调成软面团状，表面有光泽。整个调制过程应在30s内完成。

【思考题】

1. 简述光固化复合树脂的性能。

2. 简述光固化复合树脂的粘接原理。

3. 简述光固化复合树脂充填术的基本步骤和各步骤中的要点。

4. 釉质酸蚀粘接技术的原理与操作要点是什么？

5. 简述玻璃离子粘固剂的应用。

6. 简述玻璃离子粘固剂窝洞垫底的方法和步骤。

【评分表】

评分项目	内容	分数	得分
准备	仿头模体位	5	
	操作者体位	10	
	口腔手术显微镜调节	10	
操作	玻璃离子粘固剂的调制	10	
	隔湿	10	
	垫底	5	
	酸蚀、干燥	10	
	涂布粘接剂	10	
	充填及光固化	10	
	调整咬合、修复体抛光	10	
效果评定	操作规范	5	
	操作效果	5	
合计		100	

（韩　冰）

实验十六 口腔手术显微镜各类恒牙开髓术

【实验内容】

1. 观察标本、模型，复习髓腔解剖特点，了解增龄性变化。

2. 口腔手术显微镜下练习各组牙开髓术的操作体位。

3. 口腔手术显微镜下开髓过程中支点和口镜的使用方法。

4. 口腔手术显微镜下开髓相关器械的熟悉及应用。

【目的和要求】

1. 掌握各类恒牙开髓术的位置及方法。

2. 进一步熟悉口腔手术显微镜下常用显微器械的使用方法及支点的应用。

【实验用品】

口腔手术显微镜，装有开髓根管模型的仿头模，牙齿剖面模型，各组牙开髓步骤标本，各类钻针等。

【实验步骤和方法】

开髓术即髓腔入路的制备，是牙髓治疗的第一步，也是根管预备和充填的基础。髓腔形态复杂多变，合理的开髓设计便于后续器械和药物进入根管，以保证治疗的效果。

一、复习恒牙髓腔解剖特点

1. 髓腔各部位名称 髓腔是位于牙体中部的空腔，四周是牙本质，髓腔由髓室、根管及侧支根管、副根管、根尖分歧等特殊结构构成，包括髓室和根管系统（图16-1）。

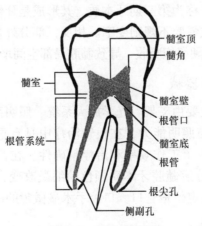

图16-1 髓腔示意图

2. 髓室 为髓腔位于牙冠及牙根颈部的部分，形状与牙冠外形相似。多根管牙的髓室呈立方形，与根管分界明显；单根管牙的髓室则与根管无明显界线。根据解剖位置，髓室可分为髓室壁、髓角和根管口三部分。

（1）髓室壁：分别与咬合面和根分叉相对应者为髓室顶和髓室底，与牙冠轴面相对应者则分别为近中壁、远中壁、颊侧壁和舌侧壁。

（2）髓角：为髓室向牙尖突出成角形的部分，其形状、位置与牙尖的高度相对应。髓角距𬌗面的距离个体差异大，且主要受年龄的影响。

（3）根管口：位于髓室底，是髓室与根管的移行部位。

3. 根管　为牙根内的中空管状结构，容纳根髓。根管口呈漏斗形，移行至根尖或近根尖处（根尖孔与牙周组织相通。单个牙根内可存在单个或多个根管，较圆的牙根内常有单个与其外形相似的根管，较扁的牙根内则可能存在一个、两个甚至多个根管。根管几乎都有一定弯曲度，明确根管弯曲的程度及方向对根管的成形、清理至关重要。

二、特殊解剖结构

除髓室与根管外，髓腔还包括连接牙髓和牙周组织的侧副根管，其结构细小，分布不规则，增加了临床治疗的难度。

1. 侧支根管　为与主根管接近垂直的分支根管，直达牙根表面，多位于根尖1/3，且多见于后牙，偶见于前牙。

2. 侧副根管　自髓室底发出至根分叉的细小分支，多见于磨牙。

3. 根尖分歧　为根尖1/3部分从主根管发出的分支根管，多见于前磨牙和磨牙。

三、影响因素

髓腔形态并非恒定，而是一个动态发展变化的过程。生理情况下，随着年龄的增长，髓腔逐渐缩小；在特定病理情况下，髓腔可快速缩小，也可逐渐扩大。

1. 增龄性变化　随年龄的增长，髓腔内壁发生继发性牙本质沉积，髓腔体积逐渐减小，髓角变低，髓室底凸起，髓室高度降低，根管变细，根尖孔窄小。这种继发性牙本质的沉积方式因牙位而异，上颌前牙主要沉积于髓室舌侧壁，磨牙则主要沉积于髓室底。

2. 病理性变化　当牙髓牙本质复合体受到龋病、外伤、磨损等刺激时，相对应的髓腔一侧可沉积新生牙本质，称为第三期牙本质。其形成是牙髓牙本质复合体对外界刺激的一种防御性反应，可造成髓腔不规则变窄。相反，部分外伤牙和再植牙可出现牙内吸收，即从髓腔内部发生牙体硬组织吸收，导致髓腔局部空间增大，严重者可发生穿孔。

四、开髓常用设备与器械

1. 口腔手术显微镜　主要由支架、光学放大系统、照明系统、影像系统和附件五部分构成，具有良好的放大与照明能力，在根管治疗中具有重要作用。口腔手术显微镜增加了术区的可视性，提高了工作效率和治疗精确性。在口腔手术显微镜的协助下，术者能在清晰的视野下，分辨髓腔牙本质颜色的细微改变，发现内部解剖标志，从而精细清理髓室钙化物并准确定位根管口。口腔手术显微镜的应用能显著提高根管定位的成功率。

2. 开髓车针　多种形状、材质的车针均可用于制备髓腔入口。球钻多用于去除腐质、揭除髓室顶及初步制备入口外形；末端非切割的锥形裂钻多用于髓室侧壁的扩展延伸；长柄球钻适于寻找并定位钙化的根管口；大锥度的机用镍钛根管锉则用于根管口的敞开（图16-2）。

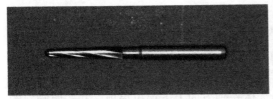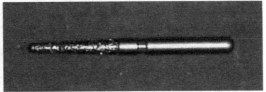

图16-2 开髓车针

3. 根管探针 常用的根管探针包括DG-16，该类探针尖端锐利，角度设计不同于口腔检查的常规探针，适用于口腔手术显微镜下探查根管口及根管与髓室的角度、额外根管、遗漏根管、管间峡区或发育沟（图16-3）。

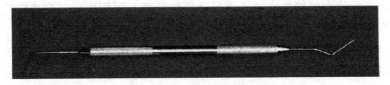

图16-3 根管探针DG-16

4. 超声系统及超声工作尖 在口腔手术显微镜的辅助下，超声工作尖可作为"切割探针"，加深髓室底的发育沟或去除钙化物，在根管口的定位中具有独特优势。与球钻相比，超声工作尖直径小，可精确定位去除牙本质和钙化组织，避免牙体组织不必要的磨损，同时可深入根管口使其适当敞开。

5. 橡皮障 是口内术区隔离的重要装置，可提高根管治疗的效率与改善预后，是开展非手术显微牙髓治疗的基本条件。大量研究证实，微生物感染是导致根管治疗失败的最主要原因，橡皮障为治疗区域提供了一个隔离唾液的封闭环境，减少了口内术区感染的机会。此外，在根管治疗过程中，橡皮障的应用可以提供一个洁净、干燥、无污染的区域，提高术区可视性；防止患者误吞根管器械、冲洗药物、充填材料碎屑等；保护患者口腔软组织，避免其受到器械、药物、冲洗剂等的损伤；减少患者在操作中频繁漱口的需要，提高治疗效率。

五、髓腔入口制备

1. 基本原则

（1）开髓窝洞的形状、大小及方向应与牙髓腔解剖形状相同。

（2）去净髓室顶，保留髓室壁、髓室底和根管口的自然形态。

（3）形成用根管治疗器械能经根管口进入根管深部的通道。

（4）尽量保留健康牙体组织。

2. 基本步骤

（1）根据各组牙髓腔解剖特点，参考牙大小、方向和是否有髓石等特点。

（2）在各牙开髓处用铅笔画出开髓窝洞外形图。

（3）调节口腔手术显微镜与操作台平面位置，从低倍率确定视野，逐渐放大和调整焦距达到中倍率操作条件。

（4）通过口腔手术显微镜在开髓根管模型上操作各类牙开髓。

（5）选用大小合适的裂钻或圆钻磨除开髓窝洞的釉质部分，注意掌握涡轮手机钻针的切削方向。有支点，不加力，在设计形态内移动，逐层深入，达牙本质浅层。

（6）逐层深入，在最高的髓角处穿透髓室顶进入髓腔，注意控制钻针进入的深度，用好支点，体会钻针进入髓腔瞬间的落空感。

（7）揭髓室顶。紧贴髓室顶牙本质，沿牙体长轴方向上下提拉揭顶，并按照髓室的特有形态修整入口外形。临床若出现开髓后出血明显，妨碍操作者观察髓腔内部结构，可先用挖匙结合次氯酸钠溶液冲洗（去除大部分冠髓，待视野清晰后继续揭髓室顶）。

（8）去除髓腔内牙本质突起。前牙髓室内的舌侧肩台和后牙髓室颈部的牙本质突起是阻碍建立根管直线通路的主要解剖结构，需在根管成形、清理前去除。操作时将末端非切割的锥形车针放在根管口水平，进行选择性切削，可用探针双弯小钩检查髓角部位的髓室顶是否去净。

（9）用牙髓探针沿髓室底仔细探查每一根管口，同时检查直线通路的建立是否恰当。然后换用小号锉分别进入各个根管口，若锉能无阻力到达根管中下段或弯曲根管的首个弯曲处，提示直线通路已经建立。

（10）修整入口外形是制备髓腔入口的最后一步，光滑的外形线有利于冠部的封闭。开髓洞形应向牙表面略微敞开，此种设计可避免暂封物受到咬合力时进入髓腔深部，且保证暂封物的厚度以降低微渗漏的风险。

3. 设计外形患牙的髓腔内部结构，决定髓腔入口的大小、外形和器械进入的角度。入口的外形主要受髓室大小的影响，一般情况下，年轻患者的髓腔洞形较年长者更为扩展。此外，髓腔入口外形应能正确反映髓室的形态。髓腔入口制备时应以患牙表面解剖标志作为参照，然而，当龋病等原因破坏牙冠完整性，或修复体改变牙冠原有形态时，过分依赖牙面形态制备入口存在风险，易导致髓腔穿孔等并发症。这种情况下，釉牙骨质界处的牙体形态尤其重要，可作为定位髓室及根管口的解剖标志。

六、各类恒牙开髓步骤及开髓点示意图

1. 上颌前牙的开髓步骤及开髓点见图16-4。

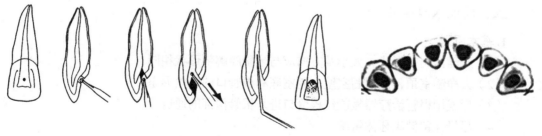

图16-4　上颌前牙的开髓步骤及开髓点

2. 下颌前牙的开髓步骤及开髓点见图16-5。

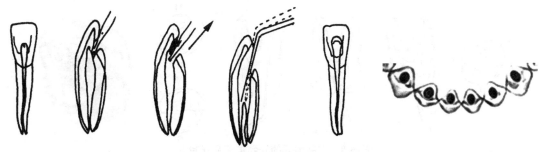

图16-5　下颌前牙的开髓步骤及开髓点

3. 上颌前磨牙的开髓步骤及开髓点见图16-6。

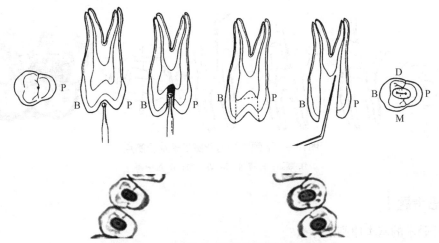

图16-6　上颌前磨牙的开髓步骤及开髓点

B. 颊面；P. 腭面；M. 近中面；D. 远中面

4. 下颌前磨牙的开髓步骤及开髓点见图16-7。

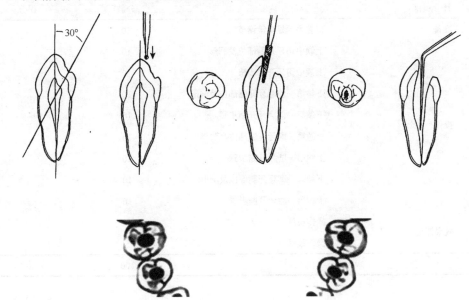

图16-7　下颌前磨牙的开髓步骤及开髓点

5. 上颌磨牙的开髓步骤及开髓点见图16-8。

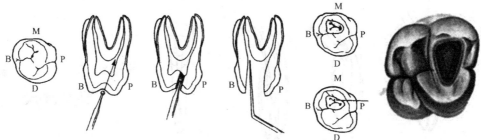

图16-8　上颌磨牙的开髓步骤及开髓点

B. 颊面；P. 腭面；M. 近中面；D. 远中面

6. 下颌磨牙的开髓步骤及开髓点见图16-9。

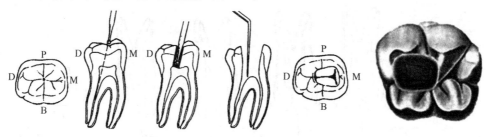

图16-9　下颌磨牙的开髓步骤及开髓点

B. 颊面；P. 腭面；M. 近中面；D. 远中面

【思考题】

1. 开髓术的基本原则是什么？

2. 特殊患牙的开髓入口制备要点有哪些？

【评分表】

评分项目	内容	分数	得分
准备	口腔手术显微镜调节	10	
操作	上颌中切牙开髓部位及洞形	10	
	上颌中切牙开髓步骤	10	
	下颌第一前磨牙开髓部位及洞形	10	
	下颌第一前磨牙开髓步骤	10	
	上颌第一磨牙开髓部位及洞形	10	
	上颌第一磨牙开髓步骤	10	
	下颌第一磨牙开髓部位及洞形	10	
	下颌第一磨牙开髓步骤	10	
效果评定	操作规范	5	
	操作效果	5	
合计		100	

（韩　冰）

实验十七　口腔手术显微镜下离体牙髓腔预备及根管口定位

【实验内容】

1. 绘制各类恒牙髓腔预备的开髓部位，并描述其特点。

2. 口腔手术显微镜下练习各组牙开髓术的操作体位。

3. 口内橡皮障的安装。

4. 各类恒牙根管口定位探查。

【目的和要求】

1. 掌握口腔手术显微镜下各类恒牙开髓的位置及步骤方法。

2. 掌握根管口定位原则。

【实验用品】

口腔手术显微镜，装有各区离体牙的仿头模系统，橡皮障系统，牙齿剖面模型，各型球钻和裂钻，10～20号根管锉，一次性检查盘，5ml注射器，冲洗针头，3%过氧化氢溶液，0.9%氯化钠注射液，小棉球等。

【实验步骤和方法】

1. 于拟开髓离体牙仿头模口内安装橡皮障系统。

2. 调整好操作者的椅位、仿头模的体位，同时调整物镜和口镜的位置以确定观察物在视野中央。

3. 根据不同的使用者调整瞳距，使操作者双眼能够同时观察到镜下视野区。

4. 显微根管治疗中，推荐的放大范围是3～30倍，3～6级变焦。一般情况下，低倍率（3～8倍）所见视野较广，光线亮度较高，易于观察整个患牙和窝洞，常用于定位视野；中倍率（8～16倍）常用，一般临床治疗在中倍镜下进行；高倍率（16～30倍）用于观察患牙及根管内细微的解剖结构。

5. 根据操作者的体位及仿头模的高度，调整口腔手术显微镜与术区的距离，固定口腔手术显微镜脚轮，经微调节旋钮进行精确调节，最后固定所有旋钮。

（1）操作体位：保持口腔手术显微镜主体线与地平面成80°～95°角，口镜与主体线约成45°角，双目镜与地平面成165°～185°角，通过反射达到最佳视角。治疗上颌牙时口镜平面与地平面约成40°角，治疗下颌牙时口镜平面与地平面约成120°角。

（2）仿头模体位：取半卧位或平卧位。口腔手术显微镜下进行根管定位、清理和成形需要良好的视野，由于受术区角度的限制，术者难以在直视下进行操作，所以需要调整仿头模的头位使口镜与物镜约成45°角，借助口镜提供清晰而不扭曲的反射影像，操作过程中不移动口腔手术显微镜只改变口镜镜头的角度就能看清根管的内部结构，通过口镜反射可达到最佳视角。仿头模的体位应根据不同的操作区进行调整，仿头模头部应转向非工作侧。若工作侧是右侧，仿头模头部转向左侧；若工作侧是左侧，仿头模头部转向右侧。

（3）不同牙位的工作体位

1）右上后牙区（牙位14～18）

a. 牙椅轻微升高，调整到使仿头模的下颌平面与地平面平行，上颌平面与地平面成45°角，并使术区位于操作显微镜下方。

b. 操作者11点位置，与牙椅长轴成65°角。

c. 减小口腔手术显微镜与根管所在轴平面的夹角。

d. 仿头模仰卧，头后仰；治疗右上前磨牙时，应让仿头模头部稍朝向左侧；治疗右上磨牙时，仿头模头部完全朝向左侧，方便医生在右上颌后牙区域进行操作，颏部伸向右侧方。

2）上前牙区（牙位13～23）

a. 牙椅升高使靠背与地平面成45°角，并使术区位于操作显微镜下方。

b. 操作者12点位置。

c. 减小口腔手术显微镜与根管所在轴平面的夹角。

d. 仿头模仰卧，眼睛朝前看，上颌平面与地平面成45°角。

3）左上后牙区（牙位24～28）

a. 牙椅轻微升高，调整到使仿头模的下颌平面与地平面平行，上颌平面与地平面成45°角。

b. 操作者11点至12点位置。

c. 减小口腔手术显微镜与根管所在轴平面的夹角。

d. 仿头模仰卧，治疗前磨牙时头稍向右转，治疗磨牙时头完全侧向右方。

4）右下后牙区（牙位44～48）

a. 牙椅轻微升高，调整到使仿头模的下颌平面与地平面平行，仿头模口腔与操作者肘部在同一水平，靠背与地平面成40°角。

b. 操作者7点至9点位置。

c. 增大与根管所在轴平面的夹角。

d. 仿头模仰卧，稍朝向左侧。

5）下前牙区（牙位33～43）

a. 牙椅轻微升高，靠背与地平面成30°角，并使术区位于操作显微镜下方。

b. 操作者12点位置。

c. 增大口腔手术显微镜与根管所在轴平面的夹角。

d. 仿头模仰卧，眼睛朝前方看。

6）左下后牙区（牙位34～38）

a. 牙椅椅位调整到靠背与地平面成30°角，并使术区位于操作显微镜下方。

b. 操作者10点至12点位置。

c. 增大口腔手术显微镜与根管所在轴平面的夹角。

d. 仿头模仰卧，稍朝向右侧。

6. 开髓　暴露髓腔，开髓窝洞外形、开髓方法及注意事项见实验十六。

7. 冲洗及探查　将已去除髓室顶的髓室用3%过氧化氢溶液反复冲洗，去净髓腔内的组织残屑，吹干髓腔。首先通过口镜观察根管口的位置（根管口常为一小黑点），然后用10号K型扩孔锉探查根管，验证进入根管的位置。

8. 根管口定位法则

（1）中心法则：釉牙骨质界水平髓室底位于牙冠中心。

（2）同心法则：釉牙骨质界水平髓室壁外形与牙冠外形有共同中心，即釉牙骨质界表面形态反映髓室内部形态。

（3）釉牙骨质界法则：在釉牙骨质界水平，髓室壁到牙冠轴壁的各处距离相等，故釉牙骨质界可作为髓室的恒定解剖标志。

（4）对称法则：在髓室底中央作近远中向的直线，所有根管口到该线的距离相等，且根管口的连线与该线垂直，即患牙若为单一根管口，应位于髓室底中央。除上颌磨牙外，若髓室底的非中央位置发现一根管口，在其对侧相应位置常有另一根管口。

（5）颜色法则：髓室底的颜色较周围牙本质壁深。

（6）位置法则：根管口常位于髓室底与髓室壁交界的转角处，牙根发育融合线的末端。

（7）距离法则：两根管口位置越接近，根管融合的可能性越大；根管口距离越远，独立根管的可能性越大。

（8）隐匿、钙化或变异的根管定位方法：影像学分析［根尖X线片、锥形CT（CBCT）］、染色法、沟槽法、发泡试验。对于髓室重度钙化的患牙，根管口的定位难度较大。在口腔手术显微镜下，充分敞开髓室壁，彻底清理髓室并干燥，仔细分辨髓室底的颜色改变并评估髓室形态，并可借助染色法或发泡试验协助根管口定位。此外，可用细长的超声工作尖，在高倍放大的口腔手术显微镜下，从髓室底开始，逐层清理钙化组织，使根管口暴露并适当敞开。

【思考题】

1. 开髓后保留髓室底自然形态的优点有哪些？

2. 寻找根管口位置的方法有哪些？

【评分表】

评分项目	内容	分数	得分
准备	橡皮障安装	10	
	口腔手术显微镜调节	10	
	前牙根管口探查定位	20	
操作	前磨牙根管口探查定位	20	
	上颌第一磨牙根管口探查定位	20	
	下颌第一磨牙根管口探查定位	20	
合计		100	

（韩　冰）

实验十八　口腔手术显微镜下离体牙根管预备术

【实验内容】

1. 学习口腔手术显微镜下根管治疗器械的使用方法。

2. 学习口腔手术显微镜下根管预备的程序和步骤。

3. 口腔手术显微镜下在根管模型上完成根管预备。

4. 口腔手术显微镜下在离体牙上完成根管预备。

【目的和要求】

1. 初步掌握根管预备所需的器械及其用法。

2. 基本掌握口腔手术显微镜下根管预备的步骤和技术要点。

【实验用品】

口腔手术显微镜，仿头模系统，根管模型，已开髓的离体牙石膏模型，一次性检查盘，X线片，各型球钻和裂钻，冲洗针头，纸尖，光滑髓针，拔髓针，根管扩大器和根管锉（15～40号），5ml注射器，17%乙二胺四乙酸溶液，1%次氯酸钠溶液，0.9%氯化钠注射液，根管长度测量尺，根尖定位仪等。

【实验步骤和方法】

1. 预备前准备　需常规拍摄根尖X线片或行CBCT检查了解牙根及根管基本情况，通过X线片和CBCT检查，可观察到的内容包括根管的大致长度、牙根和根管的数目及形态（如融合根、分离根等）、根管的弯曲度、病损的大小及类型、周围结构的位置（如颏孔、上颌窦、下颌神经管）至根尖的距离等。依此可确定根管预备难度。

2. 先利用根管模型在口腔手术显微镜下按照以下方法进行根管预备，然后通过口腔手术显微镜在仿头模内离体牙上进行根管预备。

3. 调节口腔手术显微镜与操作台平面位置，从低倍率确定视野，逐渐放大和调整焦距达到中倍率操作条件。（口腔手术显微镜下仿头模内离体牙根管预备时按照实验十七调整口腔手术显微镜、操作者及仿头模体位。）

4. 通过口腔手术显微镜在根管模型（仿头模内离体牙）上进行根管预备。

5. 根管探查和拔髓

（1）根管探查：用光滑髓针徐徐进入根管内，直达根尖部，探测根管的深度、走向及通畅程度。

（2）拔髓：选用大小合宜的倒刺拔髓针，顺光滑髓针进入的途径逐渐进入根管至少达根管中1/3，贴管壁以顺时针方向旋转，勿做提插动作，拔出倒刺针即可。可重复1或2次，拔尽牙髓为止。

6. 根管上段预备，直线预备通路建立　清理髓腔后，即可进行根管上段预备。临床上，习惯将根管中上段预备称为"冠部预敞"，即在进行根尖部预备之前，将根管口的牙本质肩领去除，敞开根管冠中1/3，降低中上段牙本质阻力，减小根管弯曲度，建立直线预备通路，使器械易于到达根尖，从而有效减少器械分离、台阶、根管侧穿等根管预备术并发症。此外，冠部预敞还有利于根管冲洗液的渗透，可提高冲洗效率。常规根管的冠部预敞常用工具为GG钻及大锥度镍钛器械，如ProTaper的SX锉、Flex Master的Intro File锉等。冠部预敞在口腔手术显微镜的辅助下操作更为精准，更能彻底清除腐质及牙髓组织。

7. 工作长度确定　是根管治疗成功的关键。理想的根管预备止点是组织学根尖孔，距解剖学根尖孔0.5～1.0mm。工作长度的测定方法主要有指感法、X线片法和根尖定位仪法，目前推荐使用根尖定位仪结合X线片以获取较精确的根管长度。

8. 根管下段预备　根尖1/3预备之前必须获得准确的工作长度，根管预备时保持根管湿润，保证足够的冲洗，根管锉不可跳号，应做适当的预弯，预备器械工作时，方向与根管延伸方向一致。预备后的根管为连续锥状，保持根管原始的解剖形态，根尖孔位置不变，根尖狭窄处直径越小越好，应避免在急性炎症期做根管预备。

9. 根尖区预备　根尖区是根管弯曲和分叉的最多发部位，而且直径较小，因此，根尖区的解剖结构复杂，预备过程中易出现根尖孔移位、根尖区侧穿等并发症。可用尖端预弯的细小不锈钢锉探查，且注意保持根尖孔的通畅及准确的工作长度，同时要注意保持根尖狭窄处的工作宽度，形成连续的锥度，对于复杂根管可采用手用器械预备，或先用手用器械预备形成良好通道后，再用机用器械进一步预备成形。

10. 根管冲洗　在根管预备过程中边扩锉边用1%次氯酸钠溶液冲洗根管，在根管预备后用17%乙二胺四乙酸溶液冲洗根管，以清除根管壁玷污层（注意勿向根尖向加压冲洗），在操作中根管冲洗与预备是紧密结合的，根管预备中强调边扩锉边冲洗，以防止牙本质碎屑堵塞根尖段，利于清除根管内的感染物质。

（1）根管冲洗液量要足够，每次冲洗液量应在1～2ml及以上。

（2）次数要足够，每次换锉均应冲洗。

（3）冲洗的深度要足够，冲洗器应能疏松地进入根管的2/3或离根尖狭窄处4～6mm。

（4）在显微根管预备过程中，推荐使用的根管冲洗液包括1%次氯酸钠溶液和17%乙二胺四乙酸溶液。

（5）机械冲洗是影响根管冲洗效果的主要因素，目前常用的根管冲洗系统主要包括注射器冲洗、超声或声速冲洗、负压冲洗等。注射器冲洗是最传统和简单的根管冲洗方法，根管预备锥度越大，冲洗针头直径越小，针头深入根管越深，冲洗效果越好。目前临床上常使用带27号冲洗针头的注射器，推荐使用侧方开口的冲洗针头，尽可能深入根管。超声冲洗推荐使用小号超声工作尖，在根管内的长度短于工作长度1～2mm。

11. 根管预备器械的选择

（1）常规器械：普通口镜、镊子、探针；传统的根管预备器械包括拔髓针；K型扩孔钻/锉、H锉、K-Flex锉、C型先锋锉、G钻、长颈球钻、P钻等。

（2）显微器械：显微口镜、显微探针（DG-16）、显微根管锉、显微吸引器和显微冲洗器等。显微吸引器口径为0.5～2.0mm，能到达根管中部进行有效吸引。显微冲洗器可深入根管中部和下部，提高冲洗效果。

（3）镍钛器械：手用镍钛K锉类，如Ultra-Flex K锉、NiTiflex K锉、Naviflex K锉

等；手用镍钛H锉类，如Ultra-Flex H锉、Hyflex-X锉、Naviflex H锉等；机用镍钛器械，如ProFile、ProTaper、K3、Mtwo、TF等。

12. 根管消毒暂封 用$Ca(OH)_2$糊剂消毒根管，用氧化锌丁香油酚粘固剂暂时封闭，时间至少1周；对于活髓牙，在充分的根管预备和冲洗后也可不封药，只封干棉球或直接根管充填。

【思考题】

1. 开髓后保留髓室底自然形态的优点有哪些？

2. 寻找根管口位置的方法有哪些？

【评分表】

评分项目	内容	分数	得分
准备	口腔手术显微镜调节	10	
操作	根管上段预备	20	
	根管长度测量	20	
	根管下段预备	20	
	根管冲洗	20	
	根管消毒暂封	10	
合计		100	

（韩 冰）

实验十九　口腔手术显微镜下离体牙根管充填术

【实验内容】

1. 学习根管充填器械的使用及口腔手术显微镜下的操作技巧。

2. 学习口腔手术显微镜下根管充填术的程序和步骤。

3. 口腔手术显微镜下在已完成根管预备的模型上完成根管充填。

4. 口腔手术显微镜下在离体牙上完成根管充填。

【目的和要求】

1. 掌握根管治疗术的程序及根管充填的目的和时机。

2. 初步了解根管充填的材料、器械及其用法。

3. 基本掌握口腔手术显微镜下侧方加压及垂直加压法的操作步骤和技术要点。

【实验用品】

口腔手术显微镜，仿头模系统，根管模型，完成根管预备的离体上颌中切牙和下颌第一磨牙各一颗，一次性检查盘，X线片，各型球钻和裂钻，冲洗针头，纸尖，光滑髓针，拔髓针，根管扩大器和根管锉（15～40号），5ml注射器，17%乙二胺四乙酸溶液，1%次氯酸钠溶液，0.9%氯化钠注射液，根管长度测量尺，根尖定位仪，根管侧方加压器，根管垂直加压器，挖器，粘固剂充填器，调拌刀，玻璃板，敷料盒，酒精灯，副尖，牙胶尖（15～40号），氧化锌丁香油酚粘固剂等。

【实验步骤和方法】

1. 复习根管治疗术的程序、根管充填的目的和时机，认识根管充填所需的器械并了解其用法，学习侧方加压根管充填法及垂直加压充填法的基本操作方法及要点。

2. 先利用根管模型在口腔手术显微镜下按照步骤4. 的方法进行根管充填训练，然后通过口腔手术显微镜在仿头模内离体牙上进行根管充填。

3. 调节口腔手术显微镜与操作台平面位置，从低倍率确定视野，逐渐放大和调整焦距达到中倍率操作条件。（口腔手术显微镜下仿头模内离体牙根管充填时按照实验十七调整口腔手术显微镜、操作者及仿头模体位。）

4. 通过口腔手术显微镜在根管模型（仿头模内离体牙）上进行根管充填

（1）侧方加压根管充填术

1）去封，隔湿：取出放置在根管内的纸尖，检查纸尖是否干净，有无异味，然后冲洗、干燥根管。

2）核实工作长度：用标记好工作长度的根管锉（与主尖锉同型号）探查，验证能到达工作长度。

3）选择侧方加压器：选择与主尖锉相同型号或小一号的侧方加压器，所选的侧方加压器应能较宽松地到达工作长度或者比工作长度少0.5mm，将侧方加压器置于根管内验证其是否合适。如遇弯曲根管，可将侧方加压器预弯后再使用。

4）试主牙胶尖：主牙胶尖尽量与根管预备的最后一支器械的尖端大小相吻合。主牙胶尖应能就位至工作长度并且在根尖1.0～3.0mm区域紧贴根管壁，回拉时略有阻力。同时在根中、上1/3主牙胶尖与根管壁之间有一定的间隙，使侧压器能进入根尖部。

5）调制根管充填糊剂：常用的根管充填糊剂有氧化锌丁香油类糊剂、氢氧化钙类糊剂、树脂类糊剂等。

6）放置主牙胶尖：在主牙胶尖的根方1/2段均匀涂布一层根管封闭剂，然后将主牙胶尖置入根管内，就位至离工作长度0.5～1.0mm处。将侧方加压器插入根管内，同时对主牙胶尖进行侧向和垂直向加压，在主牙胶尖侧方留出空间。如果侧方加压器能插入至工作长度全长，则要注意主牙胶尖的根尖段是否合适。

7）放置副尖：副尖的大小应与侧方加压器大小一致或稍小。在主牙胶尖周围的空隙中插入副尖，然后用侧方加压器对副尖进行垂直向和侧向加压，再插入副尖，如此反复操作直到侧方加压器只能进入根管口下2.0～3.0mm。

8）截去多余牙胶尖：用在酒精灯上加热后的挖器将牙胶尖于平齐根管口处截断，同时软化冠部的牙胶，用大号垂直加压器加压冠方软化的牙胶封闭根管口。

9）用乙醇小棉球将髓室擦拭干净，用氧化锌丁香油酚粘固剂暂时封闭窝洞。

10）拍X线片了解根管充填情况。

（2）改良垂直加压根管充填术

1）选主牙胶尖：采用垂直加压充填技术时，根管预备后的根管锥度通常大于0.06，主牙胶尖应根据根管预备的主尖锉选择，要求主牙胶尖能无阻力地到达距根尖狭窄部1.0～2.0mm处，回拉时有阻力。必要时可对主牙胶尖进行修剪使其尖端大小合适。垂直加压充填的过程中，牙胶尖端的位置会向根尖方向移动至根尖狭窄部。

2）选择垂直加压器：垂直加压充填根管的过程中需要大、中、小号的垂直加压器，分别要求能在根管冠方段、根管中段和根尖段无阻力地上下小幅度移动，其中最小号的垂直加压器能无阻碍地到达离根尖4.0～5.0mm处。

3）放置主牙胶尖：在主牙胶尖的根尖方向1/2段蘸一薄层根管封闭剂，缓慢插入根管内就位至标记的长度，即离根尖狭窄部0.5～1.0mm处。

4）垂直加压充填：选择与主牙胶尖相同型号的System B充填器，用止动片在距工作长度4.0～5.0mm处标记。开启System B充填器，用其向下加热并挤压牙胶尖，直到距止动片2.0～3.0mm处停止加热，此加热过程持续不超过4s。继续向根尖方向加压牙胶尖，至止动片处停止，保持向根尖方向的压力约10s再开启加热1s，迅速取出System B充填器，用垂直加压器压紧牙胶尖，完成根尖1/3的充填，垂直加压器可涂布乙醇做分离剂，避免牙胶黏附。

5）根管中上段的充填：采用热塑牙胶注射充填技术。注射针头就位到结合点时，预热根尖段已充填的牙胶，随后开始注射热牙胶，待注射针头后退3.0～4.0mm，取出注射针头，用垂直加压器加压牙胶使之严密充填根管，如此反复数次，直至牙胶充填至根管口。

【口腔手术显微镜下根管充填术的优势】

1. 在口腔手术显微镜下能清晰地分辨根管细微的解剖结构，包括根管内腔隙、"C"

形根管的形态、根管峡区及根尖狭窄部，也能清楚地观察根管的预备情况，包括根管成形和清洁程度、根管充填前根管壁的干燥情况等。

2. 借助口腔手术显微镜，有利于了解主牙胶尖尖端与根尖部的贴合程度，并能判断糊剂和牙胶沿根管壁的分布情况及不规则区是否充填到位。

3. 在口腔手术显微镜下进行根管充填能实时观察根管充填的质量，及时发现并处理注射牙胶回填时出现的气泡，降低根管欠填、超填、根充不致密的发生率。

【思考题】

1. 简述侧方加压充填与垂直加压充填的局限性。

2. 体会口腔手术显微镜下根管治疗的操作技巧。

【评分表】

评分项目	内容	分数	得分
准备	口腔手术显微镜调节	10	
操作	主牙胶尖选择	20	
	副牙胶尖选择	20	
	侧方加压	20	
	垂直加压	20	
	根管充填效果	10	
合计		100	

（韩 冰）

实验二十　口腔手术显微镜下离体牙细小钙化根管的疏通

【实验内容】

1. 学习细小钙化根管的病因。

2. 学习细小钙化根管的诊断。

3. 学习口腔手术显微镜下离体牙细小钙化根管的显微疏通方法。

4. 教师示教离体牙细小钙化根管的疏通。

【目的和要求】

1. 掌握细小钙化根管疏通的方法及步骤。

2. 了解口腔手术显微镜下细小钙化根管的疏通技巧。

【实验用品】

口腔手术显微镜，仿头模系统，已开髓的包含细小或钙化根管的离体牙石膏模型，橡皮障系统，一次性检查盘，X线片，显微探针，超声根管器械，显微根管锉，各类车针，根管锉（15～40号），Mtwo的扩口锉IntroFile、ProTaper的SX锉或GG钻等扩口器械，5ml注射器，17%乙二胺四乙酸，1%次氯酸钠溶液，0.9%氯化钠注射液，根管长度测量尺，根尖定位仪等。

【实验步骤和方法】

1. 按要求对需要疏通的细小钙化根管的患牙安装橡皮障。

2. 将口腔手术显微镜逐级调节到合适的放大倍数（16倍或25倍）。

3. 根据操作者的习惯调节灯光的亮度。

4. 将口腔手术显微镜与摄像系统连接。

5. 准备显微治疗时需要的器械　显微探针、超声根管器械（如P5 Newtron ET系列超声工作尖）（图20-1）、显微根管锉等。

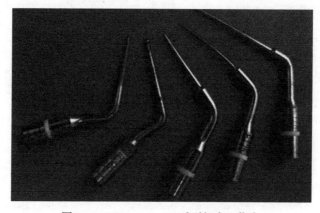

图20-1　P5 Newtron ET系列超声工作尖

6. 充分暴露髓腔　去除髓室顶后，在口腔手术显微镜下使用球钻或裂钻清理髓腔侧壁，去除无基釉，充分暴露髓室底，清理残留牙髓组织及龋坏组织，彻底干燥髓室底后，使用超声工作尖去除覆盖在根管口上方的牙本质，可以避免过度切削硬组织，防止意外穿透髓室底。

7. 根管冠1/3段的预备，可使用小号手用根管锉仔细探查根管。细小根管的疏通，首选10号或更小号的手用根管锉。对于小号根管锉暂时无法到达根尖孔的细小根管，不要强行通过，以免造成台阶、根管偏移及器械折断等并发症。

8. 保证良好的冠部通路，可选用Mtwo的扩口锉IntroFile、ProTaper的SX锉或GG钻等扩口器械，敞开根管冠1/3段（或根管上段3mm），配合使用根管冲洗液如17%乙二胺四乙酸溶液、1%次氯酸钠溶液等，使冲洗液体能够顺利到达根管中下段，增加化学预备的效能。

9. 当根管中上段充分敞开后，再次使用小号根管锉，在17%乙二胺四乙酸溶液冲洗的配合下，多数能够顺利疏通并到达工作长度。

10. 如果根管弯曲度较大，此时需使用更大号GG钻等将管口再次敞开，去除部分根管口的牙本质肩领，减缓根管的弯曲度，才能使根管锉无阻力地进入根管。

11. 对于最狭窄部位出现在近根管口1/3处的细小根管，可在口腔手术显微镜下，采用超声根管锉顺着根管方向，以逆时针旋转方式，切削、扩大根管中央管壁，在切削过程中不断冲洗，去除粉末及碎屑，不断修正切削方向，避免根管侧穿，根管上段逐渐敞开后可改用根管锉探查根管。

12. 对于钙化出现在根管冠1/3段，而根管中下段有根管影像的钙化根管，可在口腔手术显微镜下，使用超声根管锉（如P5 Newtron ET BD工作尖），在无水状态下清理髓室底，去除覆盖在根管口的牙本质层，再换用适合在根管内工作的超声锉（如P5 Newtron ET 20/20D及40/40D工作尖），逐渐清理根管内钙化沉淀物。

13. 为了避免出现根管侧穿，应在X线片或CBCT的引导下进行。

【思考题】

1. 简述使用超声工作尖的注意事项。

2. 简述细小根管治疗失败的原因及对策。

（韩　冰）

实验二十一　口腔手术显微镜下离体牙根管台阶的疏通

【实验内容】

1. 学习根管台阶出现的原因。

2. 学习根管台阶的识别方法。

3. 了解根管台阶的预防方法。

4. 教师于口腔手术显微镜下示教离体牙根管台阶的疏通。

【目的和要求】

1. 了解根管台阶的出现原因。

2. 了解口腔手术显微镜下根管台阶的处理原则及技巧。

3. 了解根管台阶的预防方法及注意事项。

4. 初步熟悉在口腔手术显微镜及超声工作尖的辅助应用下根管台阶的处理方法。

【实验用品】

口腔手术显微镜，仿头模系统，已开髓并提前处理的根管中段出现台阶的离体牙石膏模型，橡皮障系统，一次性检查盘，X线片，显微探针，小号根管锉（6号、8号、10号、15号K锉和C锉），镍钛根管锉，GT锉，GG钻，显微口镜，DG-16，超声根管锉（K15、K25），超声工作尖（ET20、ET40），显微K锉（10号、15号），5ml注射器，1%次氯酸钠溶液，0.9%氯化钠注射液，根管长度测量尺，根尖定位仪等。

【实验步骤和方法】

1. 按要求对需要处理根管台阶的患牙安装橡皮障。

2. 将口腔手术显微镜逐级调节到合适的放大倍数（16倍或25倍）。

3. 根据操作者的习惯调节灯光的亮度。

4. 将口腔手术显微镜与摄像系统连接。

5. 处理根管台阶前仔细阅读并讲解X线片。

6. 将小号扩锉针插至根管台阶处，标记长度及台阶在根管内的位置。

7. 预弯小号扩锉针如6号、8号或10号K锉的尖端，根据预先测量长度及预弯方向插入根管直至根管台阶处。

8. 由于根管台阶多位于根管弯曲的外侧壁，因此将锉尖向根管弯曲内侧壁方向探查。

9. 若是根管台阶细小则锉尖能偶尔越过根管台阶到达根尖，此时不应轻易将扩锉针拔出，而是通过上下细微的提拉扩锉动作削除台阶，直到根管锉能自由移动时，换用较大的提拉动作使根管台阶变小，当根管锉滑动自如时顺时针方向旋转退出。

10. 用10号锉建立敞开式根尖孔，绕过根管台阶并用15号锉扩通根管，必要时可用20

号锉建立通路。

11. 用Endo Bender Plier将一根锥度合适的GT锉预弯，并使其方向与根尖弯曲方向一致，用橡皮标记定位，将GT锉手动送入根管。

12. GT锉按照从冠端向下，由大到小的方式使用，使其预弯的工作端能绕过并移向根管台阶的根尖方。GT锉需达到工作长度，否则应选择锥度更小的GT锉。

13. 使用GT锉之后，用10号锉循此路线进入根管。

14. 在去除根管台阶的过程中可多做根管冲洗，及时去除碎屑，但应避免使用17%乙二胺四乙酸溶液，因为它会使根管壁软化，从而加重根管台阶形成或生成新的根管台阶。

15. 当根管台阶较大时需在口腔手术显微镜下先使用GG钻、超声工作尖等器械建立直线通路。

16. 直线通路建立后能在口腔手术显微镜下看到根管台阶，如未发现则需用显微K锉或预弯的小号根管锉深入根管台阶处仔细探查，如感觉绕过根管台阶，则按前述方法逐步去除根管台阶。

【思考题】

1. 简述根管台阶出现的原因。

2. 简述根管台阶的识别方法。

3. 简述影响根管台阶处理的因素。

（韩　冰）

实验二十二 口腔手术显微镜下根管桩的去除

【实验内容】

1. 学习根管桩的类型。
2. 了解去除根管桩的器械及相关技术。
3. 了解根管桩去除的适应证。
4. 了解根管桩去除的并发症及处理方法。
5. 教师于口腔手术显微镜下示教根管桩的去除。

【目的和要求】

1. 了解根管桩的分类及特点。
2. 了解口腔手术显微镜下根管桩去除的器械。
3. 了解根管桩去除的步骤及要点。
4. 初步熟悉于口腔手术显微镜下超声工作尖及各类取桩器械的协同应用。

【实验用品】

口腔手术显微镜，仿头模系统，临床搜集带有桩冠的离体牙石膏模型，橡皮障系统，一次性检查盘，X线片，拆冠器械（去冠器），LN钻，P钻，超声器械（P5 Newtron），取桩器械（Ruddle桩去除系统、MeitracEndo安全系统），超声工作尖（ET20、ET40、5AE），特殊超声工作尖（CPR-1、CPR-3、BUC超声工作尖），ProTaper Universal根管再治疗锉，止血钳，根管锉（10号、15号）等。

【实验步骤和方法】

1. 根管桩类型

（1）按制造材料分类：贵金属铸造合金或非贵金属根管桩、多种金属合金根管桩、非金属材料如碳纤维根管桩、玻璃或石英纤维复合物根管桩。

（2）按形状分类：平行桩、锥形桩、光滑桩和螺纹桩/锯齿桩。

（3）按固位类型分类：传统粘固剂或黏性粘固剂的被动固位根管桩和通过机械嵌入牙本质的主动固位根管桩。

（4）按制作程序分类：预成桩和定制桩。用于加强根管桩固位力的粘固剂包括磷酸锌粘固剂、树脂粘固剂、玻璃离子粘固剂等。

2. 根管桩去除的适应证

（1）原有冠部修复体或根管桩固位不足及折断，需更换修复体。

（2）患牙出现与原修复体或根管桩相关的继发龋。

（3）患牙根管治疗失败，需去除原修复体和根管桩，进行非手术治疗。

3. 按要求对需要去除根管桩的患牙安装橡皮障。

4. 将口腔手术显微镜逐级调节到合适的放大倍数（16倍或25倍）。

5. 根据操作者的习惯调节灯光的亮度。

6. 将口腔手术显微镜与摄像系统连接。

7. 去除冠部修复体　多数情况下，为清晰显示修复体下方牙体组织状况、去除继发龋、发现可疑的隐裂、折裂及检查是否遗漏根管等，需要去除全部原修复体。

（1）去除冠部修复体可单独或联合使用几种拆冠器械。

（2）若无须保留原修复体，通常先使用超声器械或LN钻等清理粘固剂。

（3）粘固剂分解后用拆冠器械松动并拆除冠。

（4）在口腔手术显微镜的放大照明下使用探针检查并清除根分叉和根管口处的桩核材料，需注意牙色材料和牙本质不易区分，再使用超声器械振动或低速钻磨除。

8. 去除根管桩

（1）非金属根管桩的去除：使用非金属根管桩配有的取桩专用工具拆除碳纤维根管桩、玻璃纤维根管桩、石英纤维根管桩等。

1）在口腔手术显微镜下使用LN钻、P钻拆除非金属根管桩，先在纤维根管桩中央钻出一条沟槽，再选用合适的LN钻或P钻将根管桩去除。

2）对于直径较大的根管桩，可在口腔手术显微镜下使用超声工作尖或ProTaper Universal根管再治疗锉直接磨除。

（2）金属根管桩的去除：包括清理粘固剂、松动根管桩及取出根管桩等。

1）清理粘固剂：使用LN钻或通过超声振动分解、破碎粘固剂，去除包裹于桩核上的修复材料。

2）松动根管桩：在口腔手术显微镜的放大和照明下，采用适宜的超声工作尖作用于根管中上甚至根尖段，通过超声振动分解根管桩周围的粘固剂，或制备沟槽以减弱根管桩的固位力。若根管桩的断面位于根管口冠方：在口腔手术显微镜下，使用LN钻配置慢速手机或超声器械围绕根管桩周围制备沟槽以松动根管桩；或先使用LN钻或超声工作尖在根管桩上制备凹槽，再使用CPR-1超声工作尖与根管桩长轴成30°角，并使超声工作尖于根管桩的各部位进行圆周运动，每个部位振动时间不能超过15s，同时用止血钳夹住根管桩，侧向摇动，检查松动度。折断于根管内的根管桩：将根管锉置于根管桩上，使超声工作尖与之接触，通过超声振动传递于根管桩。有条件可用BUC超声工作尖或CPR-3超声工作尖深入根管冠方1/3以去除根管桩周围粘固剂。若根管桩较长，可依次使用CPR-4、CPR-5超声工作尖深入根管中1/3和根尖1/3。

3）取出根管桩：根管桩松动后，用止血钳将根管桩夹出。折断于根管内的根管桩要根据其类型及长度等选择不同的取桩器械进一步去除，可参考Ruddle桩去除系统去除。

【注意事项】

1. 当超声工作尖作用于根管桩、产生热量使牙根表面温度上升超过10℃时，将造成骨组织及牙周附着组织的不可逆损伤。因此，若使用大功率超声长时间取桩则需要间断性地喷水，超声工作尖每次的连续振动不应超过10s。

2. 尽管在口腔手术显微镜的放大、照明之下，根管桩去除的可视性及安全性大大提高，但仍应高度注意取桩并发症的发生，如牙根折裂、根管台阶形成、髓腔穿孔等。

【思考题】

1. 根管桩去除的适应证主要受哪些因素影响？

2. 简述根管桩去除的并发症及处理方法。

（韩　冰）

实验二十三　口腔手术显微镜下根管充填物的去除

【实验内容】

1. 根管充填物的种类。
2. 牙胶去除的四种方法。
3. 口腔手术显微镜下牙胶去除的手用锉结合化学溶剂处理法及机用镍钛根管锉处理法。
4. 教师示教已完成根管充填离体牙牙胶的去除。

【目的和要求】

1. 掌握手动及机动牙胶去除的方法及步骤。
2. 掌握口腔手术显微镜下牙胶去除的技巧及注意事项。

【实验用品】

口腔手术显微镜，仿头模系统，已完成根管充填的离体牙石膏模型，橡皮障系统，一次性检查盘，X线片，显微探针，超声根管器械，显微根管锉，各类车针，K锉，H锉，C锉，C+锉（15～40号），扩口器械（ProTaper、ProFile或GG钻等），牙髓探针，5ml注射器，除丁克，1%次氯酸钠溶液，0.9%氯化钠注射液，根管长度测量尺，根尖定位仪等。

【实验步骤和方法】

1. 按要求对需要去除牙胶的患牙安装橡皮障。
2. 将口腔手术显微镜逐级调节到合适的放大倍数（16倍或25倍）。
3. 根据操作者的习惯调节灯光的亮度。
4. 将口腔手术显微镜与摄像系统连接。
5. 去除牙胶前仔细阅读并讲解X线片。
6. **手用锉结合化学溶剂处理牙胶**

（1）各类不锈钢手用锉

K锉：是目前应用较广的根管切削器械，操作时可做旋转和提拉动作。

H锉：操作时只能做提拉动作，因其具备良好的切削能力，常用于牙胶等充填材料的去除，对于根管内充填物较致密者，有时单纯使用难以去除充填材料，必须联合使用GG钻，同时辅助使用化学溶剂清理牙胶。

C锉、C+锉：具有较强的硬度、强度和切削能力，有利于钙化根管的疏通，也可用于根管再治疗。但由于C锉和C+锉硬度较高，柔韧性和弹性较差，在建立根方通路的过程中可能会改变根管的原始形态，形成根管台阶或侧方穿孔，所以使用过程中需结合术前X线片，初步判断根管弯曲度及弯曲方向，必要时预弯根管锉，避免根管治疗并发症的发生。

（2）常用化学溶剂：是去除牙胶和糊剂类根管充填物的主要辅助手段。常用化学溶剂有三氯甲烷、甲基三氯甲烷、二甲苯、桉油醇，其中三氯甲烷对牙胶的溶解效率最高，使用时应严格遵照规定，在橡皮障隔离术下谨慎操作，保护患者黏膜，同时防止将化学溶剂推出根尖孔而造成化学性根尖周炎。

（3）操作步骤及要点

1）通过牙胶充填物在髓腔内的位置定位根管口，用1～3号GG钻去除牙本质肩领及根管上段牙胶，敞开根管冠部，建立根尖1/3段的直线通路，为化学溶剂的渗入预留空间，注意不要过度扩大根管冠部。

2）根管冠1/3段牙胶充填物完全去净后，用8～15号小号根管锉探查根管，如果小号根管锉可通过充填材料与根管壁间的间隙，顺利建立根管通路则无须使用化学溶剂。

3）若根管内充填物致密，用注射器针头向髓腔及根管冠部注满化学溶剂，选择小号手用锉（10号或15号）轻轻插入软化的牙胶内，建立根管通路，在此过程中不断补充化学溶剂并以冠向下深入法逐步去除根管中1/3和根尖1/3充填材料。

4）到达根管工作长度后依次序使用大号手用锉，以顺时针方式旋转进入根管，上下提拉去除残留于根管内壁的牙胶充填物，直至手用锉自根管内取出时，螺旋凹槽内无牙胶充填材料。

5）应尽可能小心操作，勿将牙胶和化学溶剂的混合物推出根尖孔，避免诱发术后疼痛。

6）最后应注意清理根管不规则区域内的牙胶及糊剂类充填物。在口腔手术显微镜下直视根管系统，结合10号显微根管锉探查根管壁，并将紧密贴附根管内壁不规则区域的牙胶充填物去除。

7）若使用显微根管锉仍无法将残留牙胶去除，可向根管内注入化学溶剂，并插入大小合适的纸尖以干燥充满化学溶剂的根管，重复至纸尖上不再有肉眼可见的溶解物为止。

7. 机用镍钛根管锉处理牙胶（以ProTaper为例）

（1）ProTaper Universal根管再治疗锉：3支再治疗锉分别为D1、D2和D3。

（2）D1用于去除根管冠1/3区域的充填物，具有切削力的尖端和切割刃，有助于破坏根管内充填物的完整性；D2用于去除根管中1/3区域的充填物；D3用于去除根尖1/3区域的充填物。D2、D3的尖端不具有切削力，独特凹槽设计便于其有效去除根管充填材料，同时减少穿孔、根管台阶等并发症的发生。

（3）操作步骤及要点

1）将口腔手术显微镜调至低倍（3～8倍）。

2）使用D1去除根管冠1/3区域的充填物。

3）使用D2去除根管中1/3区域的充填物。

4）使用D3去除根尖1/3区域的充填物。

5）注意D1、D2、D3均应配套使用X-SMART马达，转速设置为500r/min，扭矩设置为3N·cm，器械进入根管时可向根方轻轻加压，退出根管后应及时检查锉针形态，并及时去除锉针凹槽内的残屑。此过程中需控制根方加压力度，只能轻加压，同时应充分进行根管冲洗和润滑。不能将再治疗锉用于探查通路和疏通根管，一定要先用手用锉建立根管通路后才可使用机用再治疗锉。

6）机用镍钛器械去除根管内大部分牙胶充填物后，使用切削能力较强的H锉及化学溶剂纸尖处理法彻底清理残留于根管内不规则区域的充填材料。

8. 去除软性非固化类根管糊剂

（1）充分暴露根管口后，在口腔手术显微镜下用牙髓探针和根管锉探查根管内糊剂。

（2）使用冠向下预备技术结合大量的1%次氯酸钠溶液进行根管冲洗及清理，尽可能避免充填材料被推挤出根尖孔。

【注意事项】

1. 根管再治疗病例中，化学溶剂会导致根尖定位仪的测量精确度降低，建议术前常规拍摄X线片估测根管工作长度。

2. 化学溶剂的应用会使溶解软化的牙胶材料贴附于根管内壁，形成一层较难去除的涂层。涂层的存在会影响根管冲洗剂及消毒药物对残留于牙本质小管内细菌及毒性产物的清理作用，是难治性根尖周炎的病因之一，因此，在根管再治疗过程中，应尽可能少用或不用化学溶剂。

3. 机用镍钛系统虽然能提供较高的牙胶清理效率，但使用不当可能会出现器械分离或牙根折裂等并发症，降低再治疗成功率。所以应尽可能选用专用的根管再治疗器械，并按照厂家建议的最适宜转速操作，减少并发症的发生。

4. 应尽可能在口腔手术显微镜辅助下进行根管内充填物的去除，避免器械折断、根管侧穿、根管台阶形成等根管治疗并发症的发生，根管内充填物顽固难以去除者可考虑行显微根尖手术。

【思考题】

1. 简述根管不规则区域牙胶及糊剂类充填物去除的重要性。

2. 如何避免在去除根管内充填物时将充填物推挤出根尖孔？

3. 对超出根尖孔的牙胶充填材料可使用什么器械及采取什么措施取出？

（韩　冰）

实验二十四 口腔手术显微镜下离体上颌磨牙干髓术

【实验内容】

1. 口腔手术显微镜下后牙干髓术的操作体位。

2. 口内橡皮障的安装。

3. 口腔手术显微镜下上颌磨牙髓室顶揭除方法及干髓术的操作方法。

【目的和要求】

1. 掌握口腔手术显微镜下后牙开髓的位置及步骤方法。

2. 掌握口腔手术显微镜下干髓术的治疗要点及步骤。

【实验用品】

口腔手术显微镜，装有上颌第一磨牙离体牙石膏模型的仿头模系统，橡皮障系统，高速手机，低速手机，各型球钻和裂钻，挖匙，一次性检查盘，5ml注射器，粘固剂充填器，干髓剂，10%甲醛甲酚液，磷酸锌粘固剂，氧化锌丁香油酚粘固剂，95%乙醇，0.9%氯化钠注射液，小棉球等。

【实验步骤和方法】

1. 在仿头模口内对拟开髓上颌第一磨牙安装橡皮障系统。

2. 调整好操作者的椅位、仿头模的体位，同时调整物镜和口镜的位置以确定观察物在视野中央。

3. 根据不同的操作者调整瞳距，使操作者双眼能够同时观察到镜下视野区。

4. 调整口腔手术显微镜放大倍数，在低倍率（3～8倍）下定位视野，中倍率（8～16倍）下行临床治疗。

5. 根据操作者的体位及仿头模的高度，调整口腔手术显微镜与术区的距离，固定口腔手术显微镜脚轮，经微调节旋钮进行精确调节，最后固定所有旋钮。

6. 开髓暴露牙髓腔，开髓窝洞、开髓方法及注意事项见实验十六。

7. 封失活剂

（1）隔湿，吸干窝洞内的液体。

（2）用尖探针取适量慢失活剂置于穿孔处，其上盖一个丁香油小棉球，切勿向髓加压。

（3）用氧化锌丁香油酚粘固剂暂时封闭（临床应观察1～2周后复诊）。

8. 干髓术 在完成上一步的基础上，去除封闭物后进行开髓。

（1）开髓

1）用高速手机、裂钻以上颌磨牙近颊尖稍内侧一点作入口，再向远中及舌侧扩展，使成一底在颊侧、不过斜嵴、稍圆的三角形深洞。

2）用小球钻从近颊侧髓角穿入髓腔（若髓腔体积大，由此可体会到落空感），再用提拉的方式沿窝洞侧壁将髓室顶全部揭去。去髓室顶时，应沿水平方向用力，以免钻针进入过深而伤及髓室底。

3）用探针检查髓室顶是否被完全揭除，并检查根管口的暴露情况。

（2）用挖匙除尽全部冠髓，用清水或0.9%氯化钠注射液清洗髓腔，用棉球擦干。

（3）将浸有95%乙醇的小棉球置于根管口上1min后取出吹干，再将浸有10%甲醛甲酚液的小棉球置于根管口上1~2min，用干棉球将多余的液体吸除，再用气枪吹干。

（4）用粘固剂充填器取新鲜调制的干髓剂置入髓室底，干髓剂必须与根管口的牙髓组织密切接触，干髓剂的用量应先全盖住根管口，然后再于髓室底平铺一层（厚度不超过髓室高度的1/3）。

（5）用氧化锌丁香油酚粘固剂、磷酸锌粘固剂双层垫底。

【思考题】

1. 干髓术的适应证是什么？

2. 简述干髓术的操作要点及步骤。

【评分表】

评分项目	内容	分数	得分
准备	口腔手术显微镜调节	20	
操作	开髓及暴露髓腔	10	
	隔湿	5	
	封失活剂及暂封	15	
	揭髓室顶	10	
	牙髓脱水及甲醛浴	10	
	放置干髓剂	20	
	双层垫底	10	
合计		100	

（韩　冰）

实验二十五　口腔手术显微镜下离体下颌磨牙盖髓术

【实验内容】

1. 复习各类牙开髓方法。

2. 口内橡皮障的安装。

3. 口腔手术显微镜下仿头模上进行下颌磨牙盖髓术的实际操作。

【目的和要求】

1. 掌握盖髓术的适应证。

2. 熟悉口腔手术显微镜下盖髓术的操作要点。

【实验用品】

口腔手术显微镜，仿头模系统，装有下颌第一磨牙开髓根管模型的石膏模型，橡皮障系统，高速手机，低速手机，各型球钻，裂钻，挖匙，一次性检查盘，5ml注射器，粘固剂充填器，调拌刀，玻璃板，75%乙醇，0.9%氯化钠注射液，氢氧化钙制剂（或Dycal），氧化锌丁香油酚粘固剂等。

【实验步骤和方法】

1. 盖髓术　是一种保存活髓的方法，即在接近牙髓的牙本质表面或已暴露的牙髓创面上，覆盖具有使牙髓病变恢复效应的制剂，以保护牙髓，消除病变。盖髓术可以分为直接盖髓术和间接盖髓术。

（1）直接盖髓术：是用药物覆盖牙髓暴露处，以保存牙髓活力的方法。这一方法可用于外伤性露髓、机械性露髓和龋源性露髓的治疗。原理是药物刺激牙髓细胞发生分化，产生牙本质细胞样细胞，使损伤的牙髓愈合。直接盖髓治疗后可以引起牙髓钙化或发生内吸收，所以只要根尖孔发育完成后，即可进行根管治疗。

直接盖髓术的适应证：①根尖孔尚未形成，因机械性、外伤性因素露髓的年轻恒牙；②意外穿髓，穿髓直径不超过0.5mm的恒牙；③根尖已完全形成，机械性露髓范围较小的恒牙。

禁忌证：①因龋露髓的乳牙；②临床检查有慢性牙髓炎或根尖周炎表现的患牙。

（2）间接盖髓术：是将盖髓剂覆盖在接近牙髓的牙本质上，以保存牙髓活力的方法。原理是细菌数量因盖髓剂的覆盖及细菌产酸所需的底物被隔绝而减少，由于盖髓剂作为一种温和刺激物或诱导剂，可维持局部的碱性环境，有利于牙本质细胞样细胞的分化，形成修复性牙本质。

间接盖髓术的适应证：①深龋、外伤等造成近龋的患牙；②深龋引起的可修复性牙髓炎，牙髓活力测试在正常范围，X线片显示根尖周围组织正常的恒牙无明显自发痛，除腐质未见穿髓，难以判断是慢性牙髓炎或可复性牙髓炎时，可采用间接盖髓术作为诊断性治疗。

无论是直接盖髓术还是间接盖髓术，因为口腔手术显微镜的介入使得操作者视野更加清晰，对患牙的判断更为准确，为避免手术操作中细菌的感染要求必须安装橡皮障系统。

2. 口腔手术显微镜下盖髓术操作步骤

（1）在仿头模口内对拟开髓下颌第一磨牙安装橡皮障系统。

（2）调整好操作者的椅位、仿头模的体位，同时调整物镜和口镜的位置以确定观察物在视野中央。

（3）根据不同的操作者调整瞳距，使操作者双眼能够同时观察到镜下视野区。

（4）调整口腔手术显微镜放大倍数，在低倍率（3～8倍）定位视野，中倍率（8～16倍）下行临床治疗。

（5）根据操作者的体位及仿头模的高度，调整口腔手术显微镜与术区的距离，固定口腔手术显微镜脚轮，经微调节旋钮进行精确调节，最后固定所有旋钮。

（6）直接盖髓术的操作步骤

1）制备洞形，清除龋坏组织：本实验中要求形成针尖大小的穿髓孔。实际临床操作过程中，应在口腔手术显微镜下做到动作准确，避开穿髓孔，精细清除洞内牙体组织碎屑，以减少牙髓再感染。对于深龋近髓患牙，可在局麻下通过口腔手术显微镜用慢速球钻或挖匙经颜色及质地判断清除软龋。

2）清理窝洞，放置盖髓剂：用温0.9%氯化钠注射液缓慢冲洗窝洞，隔湿，75%乙醇消毒窝洞并拭干窝洞。选用氢氧化钙或其他盖髓剂覆盖在暴露的牙髓上，用氧化锌丁香油酚粘固剂暂封窝洞。

3）观察1～2周后患牙无任何症状，可保留1.0mm厚的氧化锌丁香油酚粘固剂、磷酸锌粘固剂垫底，复合树脂充填。如患牙对温度刺激敏感，可更换盖髓剂，暂封观察。如患牙出现自发痛、夜间痛等症状，表明牙髓向不可逆性牙髓炎发展，应及早行根管治疗。

（7）间接盖髓术的操作步骤

1）制备洞形，清除龋坏组织：本实验中要求制备近髓窝洞，应通过口腔手术显微镜用慢速球钻或挖匙经颜色及质地判断清除软龋，仔细辨清近髓或穿髓区。

2）隔湿并清洁、干燥窝洞：用温0.9%氯化钠注射液缓慢冲洗窝洞，隔湿，75%乙醇消毒窝洞并拭干窝洞。调制氢氧化钙糊剂，在口腔手术显微镜下用探针挑取适量氢氧化钙糊剂涂敷于近髓区，糊剂覆盖范围超过近髓区，厚0.5mm左右，避免糊剂沾在洞壁的其他处。

3）永久充填：观察1～2周后，如无任何症状，且牙髓活力正常者，保留部分氧化锌丁香油酚粘固剂，磷酸锌粘固剂垫底，复合树脂永久充填。

【注意事项】

1. 口腔手术显微镜下练习盖髓术需要精确掌握去腐过程中高速、低速手机及挖匙的支点运用。

2. 无论是直接盖髓术还是间接盖髓术均应严格遵循无菌操作，必须安装橡皮障系统，在口腔手术显微镜下精细操作。

【思考题】

1. 直接盖髓术和间接盖髓术的适应证区别是什么?

2. 简述直接盖髓术及间接盖髓术的操作步骤。

3. 简述口腔手术显微镜的运用对盖髓术操作的影响。

【评分表】

评分项目		内容	分数	得分
准备		口腔手术显微镜调节	10	
		仿头模体位	10	
		安装橡皮障	10	
操作	直接盖髓术	口腔手术显微镜下制备洞形,清除龋坏组织	10	
		口腔手术显微镜下放置盖髓剂	10	
		充填	10	
	间接盖髓术	口腔手术显微镜下制备洞形,清除龋坏组织	10	
		口腔手术显微镜下放置盖髓剂	10	
		充填	10	
效果评定		操作规范	5	
		操作效果	5	
合计			100	

（韩　冰）

实验二十六　口腔手术显微镜下离体下颌磨牙活髓切断术

【实验内容】

1. 复习各类牙开髓方法。

2. 口腔手术显微镜下操作活髓切断术。

【目的和要求】

1. 掌握活髓切断术的适应证。

2. 掌握口腔手术显微镜下牙髓治疗的操作要领。

【实验用品】

口腔手术显微镜，仿头模系统，装有下颌第一磨牙开髓根管模型的石膏模型，橡皮障系统，高速手机，低速手机，各型球钻，裂钻，挖匙，一次性检查盘，5ml注射器，粘固剂充填器，调拌刀，玻璃板，75%乙醇，0.9%氯化钠注射液，氢氧化钙制剂（或Dycal），氧化锌丁香油酚粘固剂等。

【实验步骤和方法】

1. 活髓切断术　指切除炎症牙髓组织，以盖髓剂覆盖牙髓断面，保留正常牙髓组织的治疗方法。其原理是彻底切除炎症牙髓，置盖髓剂于健康牙髓组织断面上，维持牙髓的正常状态和功能。

（1）盖髓剂：①氢氧化钙，使断端愈合，保持健康的活髓；②甲醛甲酚，固定断端下方的牙髓组织，多用于乳牙的治疗。

（2）适应证：根尖未发育完成的年轻恒牙，包括龋源性、外伤性或机械性露髓。在根管发育完成之后，再进行牙髓摘除和根管治疗。

（3）禁忌证：对龋源性露髓的成年恒牙不主张进行活髓切断术。另外，如果活髓切断术失败，可行根尖诱导成形术或根管外科治疗。

2. 口腔手术显微镜下盖髓术操作步骤

（1）调整好操作者的椅位、仿头模的体位，同时调整物镜和口镜的位置以确定观察物在视野中央。

（2）根据不同的操作者调整瞳距，使操作者双眼能够同时观察到镜下视野区。

（3）调整口腔手术显微镜放大倍数，在低倍率（3～8倍）定位视野，中倍率（8～16倍）下行临床治疗。

（4）根据操作者的体位及仿头模的高度，调整口腔手术显微镜与术区的距离，固定口腔手术显微镜脚轮，经微调节旋钮进行精确调节，最后固定所有旋钮。

（5）活髓切断术的操作步骤

1）局麻，隔湿：在仿头模石膏模型上，对拟开髓下颌第一磨牙模拟局麻后安装橡皮障系统。

2）消毒窝洞：去净腐质，冲洗、干燥窝洞，75%乙醇小棉球消毒窝洞。

3）揭髓室顶：从穿髓孔处，用裂钻磨去髓室顶，髓角处用小球钻行提拉式修整。

4）切断冠髓：在口腔手术显微镜下用消毒的锐利挖匙，平齐根管口一次性精细切断冠髓。

5）冲洗止血：注射器抽取温0.9%氯化钠注射液，冲洗髓腔内的残剩冠髓，干棉球止血（出血多时可蘸取肾上腺素压迫止血），吸干并干燥窝洞。

6）放置盖髓剂：用粘固剂充填器取适量已调制好的氢氧化钙糊剂放在根管口根髓断面处，厚1.0～1.5mm。

7）暂封窝洞：用粘固剂充填器取适量已调好的氧化锌丁香油酚粘固剂暂封窝洞。

8）观察1～2周后，如无任何症状保留部分氧化锌丁香油酚粘固剂，磷酸锌粘固剂垫底，复合树脂永久充填。

【注意事项】

1. 口腔手术显微镜下练习活髓切断术应注意正确的术式、支点和口镜的使用。

2. 活髓切断术要求严格的无菌操作，所用器材均应消毒，因为控制感染是治疗成功的关键。

3. 活髓切断术切断冠髓时，必须使用锐利的挖匙或大圆钻。

4. 牙髓切断后会有明显出血，后续操作应保持口腔手术显微镜下术野清晰。

【思考题】

1. 活髓切断术的适应证是什么？

2. 简述口腔手术显微镜下活髓切断术的操作要点及难点。

【评分表】

评分项目	内容	分数	得分
准备	口腔手术显微镜调节	10	
	仿头模体位	10	
	安装橡皮障	10	
操作	局麻	10	
	消毒窝洞	5	
	揭髓室顶	5	
	切断冠髓	10	
	冲洗止血	10	
	放置盖髓剂	10	
	暂封窝洞	10	
效果评定	操作规范	5	
	操作效果	5	
合计		100	

（李　娜）

实验二十七　口腔手术显微镜下离体下颌前磨牙根尖诱导成形术

【实验内容】

1. 复习各类牙开髓方法。

2. 口腔手术显微镜下操作根尖诱导成形术。

【目的和要求】

1. 掌握口腔手术显微镜下下颌前磨牙的开髓方法。

2. 熟悉口腔手术显微镜下根尖诱导成形术的操作要点。

3. 了解根尖诱导成形术的原理及适应证。

4. 了解 Vitapex 糊剂的充填方法。

【实验用品】

口腔手术显微镜，仿头模系统，离体下颌前磨牙石膏模型，橡皮障系统，高速手机，低速手机，各型球钻和裂钻，15～40号根管扩大针和根管锉，根管充填器，螺旋形糊剂根管充填器，一次性检查盘，冲洗针头，5ml注射器，纸尖，粘固剂充填器，调拌刀，玻璃板，小棉球，0.2%氯己定，3%过氧化氢溶液，0.9%氯化钠注射液，氢氧化钙制剂，磷酸锌粘固剂，Vitapex糊剂等。

【实验步骤和方法】

1. 在仿头模口内对拟开髓下颌前磨牙安装橡皮障系统。

2. 调整好操作者的椅位、仿头模的体位，同时调整物镜和口镜的位置以确定观察物在视野中央。

3. 根据不同的操作者调整瞳距，使操作者双眼能够同时观察到镜下视野区。

4. 调整口腔手术显微镜放大倍数，在低倍率（3～8倍）定位视野，中倍率（8～16倍）下行临床治疗。

5. 根据操作者的体位及仿头模的高度，调整口腔手术显微镜与术区的距离，固定口腔手术显微镜脚轮，经微调节旋钮进行精确调节，最后固定所有旋钮。

6. 下颌第一双尖牙开髓暴露牙髓腔，开髓窝洞、开髓方法及注意事项见实验十六。

7. 根管预备　首先根据X线片了解根尖喇叭口形状及确定工作长度，用根管锉贴紧根管壁锉出已坏死的牙髓组织，不宜用拔髓针拔髓，以免刺伤根尖部组织。然后常规进行根管扩锉，注意工作长度。

8. 根管冲洗及干燥　此步骤按实验十八【实验步骤和方法】"10. 根管冲洗"操作。干燥操作，可插入大小合适的纸尖干燥根管，重复至纸尖上不再有肉眼可见的溶解物为止。

9. 根管充填

（1）用于根尖诱导成形术的根管糊剂主要有氢氧化钙糊剂及Vitapex糊剂等。

（2）充填氢氧化钙糊剂可采用螺旋形糊剂根管充填器或采用根管扩大针。

1）采用螺旋形糊剂根管充填器：将螺旋形糊剂根管充填器安装在低速手机上，蘸上糊剂送入根管，借助根管充填器的慢速旋转推进作用，让糊剂进入根管。在旋转的同时，还可上下提插2次或3次，以使糊剂更紧密地填满根管。开始可用调拌较稀的糊剂，尽量送达根尖部。送入时，沿根管壁转动；抽出时，则按直线方向抽出，以免根管内留有气泡，影响充填效果。使用螺旋形糊剂根管充填器时应注意手机的旋转方向，螺旋针的螺旋为逆时针方向，故应顺时针旋转；若逆时针旋转，则会将糊剂挤出洞外。同时要注意勿将器械折断于根管内。

2）采用根管扩大针：根管扩大针蘸上糊剂贴根管壁逆时针旋转进入根管，接近根尖部时将根管扩大针贴根管壁直线拉出，反复操作，并可用根管充填器做活塞式动作以助糊剂进入根管。

（3）Vitapex糊剂充填法：Vitapex糊剂为装入一细小注射器的成品根管充填糊剂。充填时，将注射针插入根管，接近根尖部，不能塞紧根管，在缓慢加压注入糊剂的同时缓慢退出，直至糊剂充填到根管口。

10. 磷酸锌粘固剂充填窝洞，X线片检查。

【思考题】

糊剂根管充填操作的注意事项是什么？

【评分表】

评分项目	内容	分数	得分
准备	口腔手术显微镜调节	10	
	橡皮障安装	10	
操作	开髓方法及洞形	15	
	根管长度确定	10	
	根管预备	15	
	根管冲洗、干燥	10	
	根管充填	20	
根管充填评价	根管充填效果	10	
合计		100	

（李　娜）

实验二十八 口腔手术显微镜下根管内分离器械取出

【实验内容】

1. 学习器械分离的类型。

2. 学习器械分离的影响因素。

3. 学习器械分离的预防。

4. 学习器械分离的诊断。

5. 学习器械分离的处理方法。

6. 学习运用口腔手术显微镜处理器械分离。

7. 教师示教根管内器械分离的处理步骤。

【目的和要求】

1. 掌握器械分离的原因及预防原则。

2. 了解器械分离的诊断、分离器械的取出技巧、相关器械及注意事项。

【实验用品】

口腔手术显微镜，仿头模系统，不锈钢器械分离于根管冠方的离体牙石膏模型，橡皮障系统，一次性检查盘，X线片，显微探针，超声根管器械，显微根管锉，各类车针，K锉，H锉，C锉，C+锉（15～40号），ProTaper、ProFile或GG钻等扩口器械，牙髓探针，5ml注射器，1%次氯酸钠溶液，0.9%氯化钠注射液，根管长度测量尺，根尖定位仪等。

【实验步骤和方法】

1. 器械分离的类型 根据分离器械断面的显微特征及断裂力学的角度，器械分离分为疲劳分离和剪切分离两类。

（1）疲劳分离：断面可见金属疲劳纹，原因系器械在根管内连续旋转的情况下，对应于根管弯曲部位的局部金属不断受到拉伸和压缩，积聚到一定程度而发生断裂。过度使用器械或消毒引起的器械锈蚀是导致疲劳分离最常见的临床因素。

（2）剪切分离：断面缺乏金属疲劳纹，以磨损印迹为特征，断端附近可见刃部螺纹松解或紧致、反向弯曲等变形缺陷，其原因系根管预备过程中，器械的某一部分嵌于根管壁中而器械继续旋转，超过金属弹性极限，产生塑性形变（图28-1）。

2. 器械分离的影响因素

（1）器械因素：器械的材质、直径、锥度和切槽深度，手机的转速和转矩。

（2）非器械因素：术者因素、患牙解剖因素。

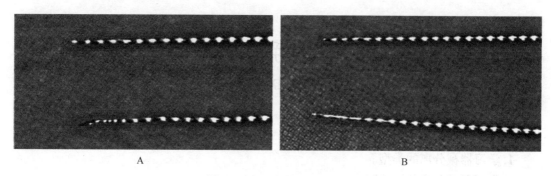

图28-1　不锈钢锉剪切分离

A.锉尖螺纹紧致；B.锉尖螺纹松解并拉长

3. 器械分离的预防

（1）加强对根管解剖形态的认识。

（2）掌握器械的性能特征。

（3）遵循预备原则规范：通畅的髓腔入口和根管通路是防止镍钛合金机动器械分离的重要原则。

4. 器械分离的诊断

（1）器械情况：及时检查使用过的器械。

（2）口腔手术显微镜检查：对于较直根管内或弯曲根管中上段的器械分离，术者在口腔手术显微镜下均可观察到器械断端（图28-2）。

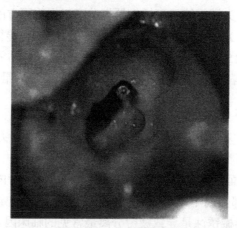

图28-2　口腔手术显微镜下观察到的器械分离

（3）影像学检查：根管治疗器械均为X线阻射。

5. 影响分离器械取出的因素

（1）分离器械在根管内的位置：能否充分暴露分离器械使操作者清晰观察整个治疗进程，是取出分离器械的先决条件。原则上，只要分离器械全长的1/3能充分暴露即可取出。

（2）分离器械的材质：与不锈钢的分离器械相比，镍钛合金机动器械的取出难度比较大。

（3）分离器械的旋转方向。

（4）根管和牙根解剖特征。

6.分离器械取出的实验步骤及技巧

（1）取出前准备：仔细阅读并讲解X线片，了解分离器械的位置、长度、根管壁厚度等，评估分离器械取出的难度及风险，初步确认器械分离时根管预备的程度。评估选择适当方案：①分离器械取出术，通过显微超声或其他专用器械，自根管内取出分离器械；②分离器械通过术，在分离器械侧方形成旁路通过；③分离器械保留术，对根尖区不能取出的分离器械，作为根管充填物的一部分保留于根管内。

（2）按要求对需要取出分离器械的牙齿安装橡皮障。

（3）将口腔手术显微镜逐级调节到合适的放大倍数（16倍或25倍）。

（4）根据操作者的习惯调节灯光的亮度。

（5）将口腔手术显微镜与摄像系统连接。

（6）建立髓腔通路：确认器械分离的根管后，放置小棉球于其余暴露的根管口，防止碎屑或取出的分离器械弹入其他根管。在口腔手术显微镜下修整髓腔入口，形成到达根管口的直线通路。

（7）暴露分离器械断端：口腔手术显微镜下制备从根管口到分离器械断端的直线通路，用根管锉从小号到大号顺序预备，再用扩孔钻或超声工作尖预备最终形成由根管口至分离器械顶端的漏斗状直线通道，注意扩孔钻或超声工作尖仅限于修整直根管部分。

（8）制备分离器械断端的平台：建立由根管口至分离器械的直线通路后，用改良后的扩孔钻（图28-3）（将扩孔钻的导向尖端连同部分刃部磨去）沿直线通路切削至分离器械的顶端以制备平齐分离器械断端的平台。

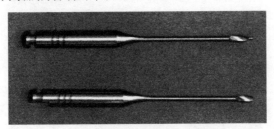

图28-3 扩孔钻及改良后的扩孔钻

（9）游离分离器械上部：根据分离器械的深度和根管壁厚度选择合适的超声工作尖及匹配的功率，环绕分离器械以向螺纹设计相反的方向轻轻转动，逐步去除四周的根管壁牙本质，直至分离器械上部2～3mm或分离器械全长的1/3游离。注意进入根管越深，超声工作尖越细长，选择的功率越低，否则易造成超声工作尖折断与根管穿孔。超声工作尖在处理分离于根管内的镍钛器械时，尽量避免接触镍钛器械，减少分离器械再次断裂的可能。

（10）为保证术者的视野清晰，超声工作尖工作时无须喷水冷却，但助手应使用三用枪的气吹清理碎屑和降温。

【注意事项】

1. 必须了解器械刃部进入根管的旋转切割方向，操作时反方向驱动超声工作尖，可提高取出分离器械的概率。

2. 要充分考虑根管的长度、直径、弯曲程度，以及根管壁牙本质的厚度、牙根表面凹陷的深度等影响分离器械取出的因素，在制备分离器械断端冠方的直线通路时要慎防穿孔的发生。

【思考题】

1. 对于嵌入根管且有活动度的器械，在操作时为防止将器械推入根管更深处应该如何处理？

2. 简述髓腔直线通路及分离器械断端平台制备的重要性。

（李　娜）

实验二十九　口腔手术显微镜下下颌磨牙髓室底穿孔修补

【实验内容】

1. 学习髓腔穿孔的病因。

2. 学习影响髓腔穿孔修补的因素。

3. 学习髓室底及根管冠1/3侧壁穿孔修补的操作要点。

4. 学习穿孔修补材料。

5. 学习修补术中出血的控制及相关药物。

6. 教师示教髓室底穿孔的处理步骤。

【目的和要求】

1. 掌握髓腔穿孔的病因及预防原则。

2. 了解髓室底穿孔修补的操作要点、相关材料、药物及注意事项。

【实验用品】

口腔手术显微镜，仿头模系统，髓室底穿孔的离体牙石膏模型，橡皮障系统，一次性检查盘，显微探针，超声根管器械，显微根管锉，各类车针，K锉，H锉，C锉，C+锉（15～40号），GG钻等扩口器械，牙髓探针，矿物三氧化物凝聚体（MTA）显微输送器，显微充填器械，玻璃离子，5ml注射器，1%次氯酸钠溶液，0.9%氯化钠注射液，根管长度测量仪，根尖定位仪等。

【实验步骤和方法】

1. 髓腔穿孔的原因

（1）龋病和非龋性牙体硬组织疾病。

（2）病理性吸收：与炎症、创伤、发育等因素有关。

（3）医源性因素。

2. 髓腔穿孔的诊断

（1）X线诊断照相。

（2）根管长度测量仪显示根管长度变短，纸捻插入相应部位有新鲜血渍。

（3）口腔手术显微镜下可见鲜红的穿孔点。

3. 影响髓腔穿孔修补的因素

（1）水平：穿孔可发生在牙根冠1/3、中1/3和根尖1/3。髓室底根管分叉处穿孔可按牙根冠1/3穿孔对待，一般来说，穿孔部位越靠近根尖，预后越好，但治疗难度也相对增大。

（2）部位：穿孔可发生在颊侧、舌侧、近中或远中根管壁，某些部位的穿孔难用手术方法进行修补。

（3）大小：穿孔的大小与能否进行严密的修补及修补的密合度有关。穿孔越大，越难取得严密的修补效果。

（4）时间：无论何种原因造成的髓腔穿孔，都应及时修补，减少其对牙周组织的破坏。

（5）牙周：髓腔穿孔与牙周袋相通，一般修补效果差。

4. 髓室底及根管冠1/3侧壁穿孔的修补步骤

（1）髓室底及根管冠1/3穿孔一般在口腔手术显微镜下采用非外科手术修补。

（2）在仿头模口内对髓腔穿孔患牙安装橡皮障系统。

（3）调整好操作者的椅位、仿头模的体位，同时调整物镜和口镜的位置以确定观察物在视野中央。

（4）根据不同的操作者调整瞳距，使操作者双眼能够同时观察到镜下视野区。

（5）调整口腔手术显微镜放大倍数，在低倍率（3～8倍）定位视野，中倍率（8～16倍）下行临床治疗。

（6）根据操作者的习惯调节灯光的亮度。

（7）将口腔手术显微镜与摄像系统连接。

（8）建立根管口到穿孔处的直线通路：定位并逐级预备根管（制造充足的冠方空间，防止根管被修补材料堵塞）。

（9）清理穿孔区：使用超声器械或GG钻将其扩大，以去除穿孔周围潜在感染的牙本质。如果穿孔区较小，可用1%次氯酸钠溶液冲洗消毒，穿孔区较大则采用0.9%氯化钠注射液代替。穿孔出血可采用吸收性明胶海绵、硫酸钙及氢氧化钙止血。

（10）穿孔范围小：先修补穿孔，再完成根管治疗。

1）将棉球置于根管口以保护根管不被修补材料阻塞。

2）用MTA显微输送器、注射器或银汞充填器将调拌好的玻璃离子置入穿孔处，然后以显微充填器械进行加压固位，待材料硬固后再行根管充填。

3）若使用MTA作为穿孔修补材料，应在MTA上方放置消毒湿棉球并严密暂封患牙48～72h，复诊检查修补材料坚硬且固位良好后方可进行根管充填。

（11）穿孔范围相对大：先完成根管充填，再修补穿孔。

1）常规充填根管，根管充填材料应止于穿孔点根下方至少1～2mm，以确保修补材料层厚。

2）用MTA显微输送器、注射器或银汞充填器将调拌好的玻璃离子置入穿孔处，然后以显微充填器械进行加压固位。

3）在根管口段和髓室底各放入1mm或单独在根管口段放入2mm的玻璃离子与流动树脂，以在短期内有效地保护根管系统。

【思考题】

1. 对于穿孔出血应该如何选择止血方法及药物？

2. 穿孔较大的修补应如何将后期的微渗漏做到最低？

（李　娜）

实验三十　离体猪磨牙显微根尖手术

【实验内容】

1. 学习显微根尖手术的优点。

2. 学习显微根尖手术的适应证。

3. 学习软组织瓣的设计。

4. 学习显微根尖手术的操作要点。

5. 教师示教离体猪磨牙显微根尖手术基本步骤。

【目的和要求】

通过口腔手术显微镜在离体新鲜猪颌骨上练习切口、翻瓣、钻骨开窝、根尖刮治、切除根尖、倒充填窝洞制备与充填，以及缝合等技术，掌握显微根尖手术的方法、步骤和要点。

【实验用品】

口腔手术显微镜，显微口镜，牙周/牙髓探针，显微探针，刀柄，15C号刀片，12号刀片，骨膜分离器，显微加压器，牙周刮匙，根尖倒充填输送器，加压器，球形磨光器，45°角气动手机，Stropko水/气两用喷枪头，超声工作尖，双齿钩，刮匙，缝针，缝线，持针器，线剪，0.9%氯化钠注射液，5ml注射器，银汞合金，700号直机裂钻，新鲜猪颌骨等。

【实验步骤和方法】

1. 根据不同的操作者调整瞳距，使操作者双眼能够同时观察到镜下视野区。

2. 初步调节目镜和术区的距离，达到理想的清晰度，调整好的位置应该使术者能看到从牙冠到牙根整个牙齿的范围。

3. 口腔手术显微镜设置在最低放大倍数，调节到距术区约25cm处，投射到术区的小光圈必须通过微调达到高度清晰的聚焦，确定口腔手术显微镜和术区之间的大概距离。

4. 将口腔手术显微镜与摄像系统连接，且将术区调整到视频监控器的中央。

5. 以猪颌第一恒磨牙作为施术牙，用1%碘酊消毒术区，浸润麻醉。

6. 软组织瓣设计　显微根尖手术的软组织瓣为全厚黏骨膜瓣，包括黏膜组织、结缔组织和骨膜。软组织瓣定位及设计原则：

（1）切口设计不能跨越骨质病变缺损区。

（2）切口应避开肌肉附着点。

（3）垂直松弛切口应位于两牙根骨隆突之间的骨凹处。

（4）位于龈缘的垂直切口应设计在牙的近中或远中轴角处。

（5）水平切口要有足够延伸，避免锐利角度的切口。

（6）水平切口和垂直切口的交界点应避免位于龈乳头上。

（7）瓣基底的宽度应与游离端相等。

7. 切开　要求做龈沟内全厚瓣——三角形瓣，切开全厚瓣时，用15C号刀片做垂直松弛切口，由牙轴角处开始沿着黏膜纤维方向垂直切开，切口延伸至近远中各一个邻牙，尽可能一次性连续切开附着牙龈、黏膜和骨膜，直到骨皮质表面，连续光滑的切口边缘将易于对位缝合、拆线，缩短愈合时间。用12号刀片做水平切口切开龈沟，顺着牙根形状沿牙龈边缘轮廓准确切开，至牙间乳头时向舌侧扩展（图30-1）。

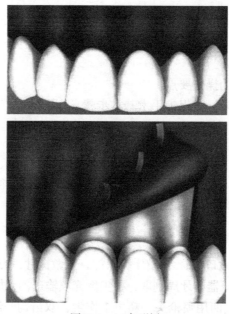

图30-1　三角形瓣

8. 翻瓣　从牙轴角的垂直切口和水平切口交界处开始翻瓣，用锐利的骨膜分离器凹面朝向骨面，沿牙体长轴方向45°角紧贴皮质骨壁表面，从冠方向根方分离骨膜，在骨和软组织之间逐步推进，稳固地向侧面和根尖方向施力，直至黏膜骨膜瓣完整翻瓣，骨膜剥离器的边缘必须时刻与骨面保持接触。

9. 牵拉　用骨膜分离器翻起黏骨膜瓣，用双齿钩牵拉黏骨膜瓣暴露术区骨面。组织瓣翻开较长时应定期将组织瓣放松复位、冲洗或用温纱布润湿瓣组织。

10. 去骨　在口腔手术显微镜低倍率（3～8倍）下用Impact Air 45手机和H 161 Lindemann去骨车针完成，在相应于根尖1/3区骨面处钻孔，然后扩大该孔，为尽量缩小去骨范围，可将口腔手术显微镜放大倍数调至8～16倍，去骨区域尺寸大约为4mm（去骨区域尺寸新标准是"在骨腔内有足够空间操作超声工作尖即可"，由于超声工作尖长度为3mm，骨腔的大小只需略大于超声工作尖即可）。在去骨过程中需用大量无菌水或0.9%氯化钠注射液连续冲洗冷却术区，避免产热灼伤骨质。

11. 在10～16倍中倍率下选用合适的显微刮治器进行根尖刮治，搔刮骨腔，彻底刮除组织（病变肉芽），消除骨腔内的骨渣、碎屑及病变组织。

12. 切除根尖　在牙根长度允许的情况下，切除根尖3mm的牙根根尖，口腔手术显微镜下切除的角度应尽量垂直于牙根长轴，将根尖切除斜面的角度控制在10°内，减少牙本质小管和侧支根管的暴露，有效降低根尖微渗漏，有利于根尖区感染的控制。

13. 根尖倒预备　选择合适的超声工作尖，在口腔手术显微镜低倍率（3～8倍）下将超声工作尖放入根尖，保持超声工作尖与牙根长轴一致。启动超声工作尖，在持续水流冷却下，倒预备根尖3mm。倒预备完成后，用0.9%氯化钠注射液彻底冲洗，然后在高倍率（16～30倍）下，使用显微口镜检查根管壁的清理效果，避免残留任何碎屑。

14. 根尖倒充填　先在骨腔内放置无菌棉球，仅暴露根管横截面，彻底止血并干燥术区，调拌银汞合金，充填根尖窝洞，用显微加压器轻轻加压，然后用小湿棉球轻轻清理根管切面，一般选择在中倍率（8～16倍）下进行倒充填操作，用0.9%氯化钠注射液冲洗骨腔，充填完毕后在高倍率（16～30倍）下检查充填情况，观察充填材料的边缘封闭情况和表面光滑程度。

15. 瓣的复位与缝合　手术完成后用0.9%氯化钠注射液冲洗术区，用组织巧将瓣复位，注意动作轻柔并尽可能将瓣复位至原处，并用湿纱布在唇颊面由根方滑向冠方轻轻挤压组织瓣2～3min后缝合。

【思考题】

1. 人体根尖手术的适应证与禁忌证有哪些？

2. 简述各种组织瓣的设计优缺点。

3. 显微根尖手术与传统根尖手术相比优点有哪些？

（李　娜）

第三部分 牙周病学实验

实验三十一 口腔手术显微镜下龈下刮治术

【实验内容】

1. 龈下刮治器的构造和类型，能正确识别和使用通用龈下刮治器和Gracey刮治器。

2. 口腔手术显微镜下在模型上示教刮治方法。

3. 口腔手术显微镜下在模型上练习刮治方法。

【目的和要求】

1. 掌握龈下刮治术的目的、原理。

2. 熟悉刮治器械的使用原则。

3. 掌握口腔手术显微镜下龈下刮治术的操作原则。

【实验用品】

口腔手术显微镜，仿头模系统（装有根面牙石模型），牙周探针，尖头探针，匙形刮治器（通用刮治器和Gracey刮治器），锄形刮治器，锉形器，一次性检查盘，3%过氧化氢溶液，冲洗器，棉球敷料等。

1. 牙周探针 用以探测牙周袋深度、形态和分布。

2. 尖头探针 用以探测牙石的分布情况。

3. 匙形刮治器 基本特征：工作端为匙形，工作刃位于工作端的一侧或两侧，顶端为圆形。断面为半圆形，底部呈圆滑的凸面，底部侧边与工作面相交形成工作刃。刮治器的弯曲设计使工作端能抱住根面，适应牙根面的外形，因而能进入深牙周袋，且对软组织的损伤很小（图31-1～图31-3）。

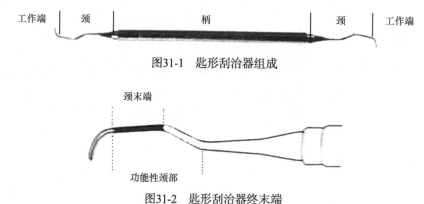

图31-1 匙形刮治器组成

图31-2 匙形刮治器终末端

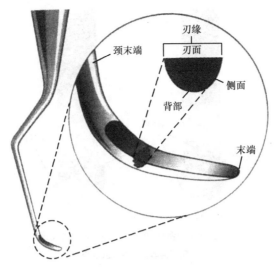

图31-3　匙形刮治器工作端

（1）通用刮治器：前后牙匙形器各一对，前牙的一对匙形器颈部的角度较小，后牙的一对匙形器颈部的角度较大，喙与柄形成两个角度，工作端呈"匙"形，有两个刀刃。使用时，多用外侧缘刀刃（又称低刀刃）。将匙形低刀刃贴于牙面，顺牙周袋方向伸入牙周袋内，然后使刀刃与根面约成80°角置于牙石的根方，以叠瓦式进行刮治。

（2）Gracey刮治器：目前国际上普遍使用，共7支，均为双头，成对。最常用的是其中的4支。在外观上，与通用刮治器相比，工作端有两个方向的弯曲。工作端也呈"匙"形，有两个刀刃，多使用较长的外侧缘刀刃。Gracey刮治器具有以下特点：

1）区域专用：每支刮治器只适用一个或数个特定的部位和牙面。最常用的4支：Gracey5/6，用于前牙；Gracey7/8，用于后牙的颊舌面；Gracey11/12，用于后牙的近中面；Gracey13/14，用于后牙的远中面。

2）工作面与颈部偏斜成70°角，故当颈部与牙长轴平行时，工作面即与根面成70°～80°角，能有效去除根面牙石（图31-4、图31-5）。

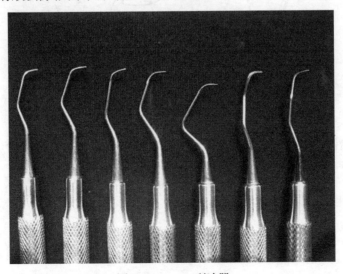

图31-4　Gracey刮治器

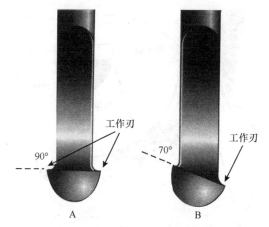

图31-5 通用刮治器与Gracey刮治器末端

A. 通用刮治器；B. Gracey刮治器

4. 锄形刮治器 有两对，呈锄形，分别用于近、远中面或颊、舌侧面的牙周袋内。前牙近、远中面的一对，用于后牙时的为唇（颊）、舌面；前牙唇（颊）、舌侧的一对，用于后牙时为近、远中面，反之亦然。它可用于窄而深的牙周袋。使用时，将锄形刮治器顺牙周袋口进入，将刀刃口置于牙石底部，使器械工作颈部与牙长轴方向一致，保持刃部与颈部均同时与牙面接触（两点接触），然后向冠方施用拉力。在用模型牙做实验时，注意不要将人工龈撕裂（图31-6）。

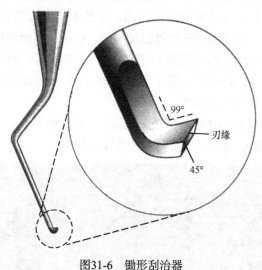

图31-6 锄形刮治器

5. 锉形刮治器 有两对，形如锉，一面为精细的锉齿，另一面光滑。选择和使用方法同锄形刮治器（图31-7）。

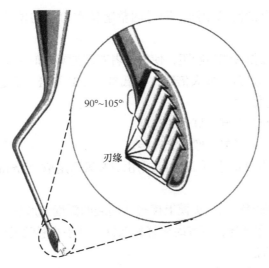

图31-7　锉形刮治器

【实验步骤和方法】

1. 龈下刮治术的基本操作要点

（1）探查：刮治前应探查龈下牙石的形态、大小和部位。

（2）用改良执笔法握持刮治器。

（3）支点：以中指与无名指紧贴在一起作支点，或中指作支点，指腹放在邻近牙齿上，支点要稳固。

（4）角度：刮治器工作面与根面平行（即0°角），将其缓缓放入牙周袋底牙石基部，然后改变刮治器角度，使工作面与根面成45°～90°角，以80°为最佳。如角度小于45°，刮治器的刃不能"咬住"牙石，会从牙石表面滑过；如角度大于90°，则与根面接触的是刮治器的侧面，而不是刮治器的刃。

（5）用力方式：向根面施加压力，借助前臂与腕的转动，产生爆发力，将牙石去除，也可运用指力，但只是在个别部位使用。

（6）幅度：每一下刮治的范围不要过长、过大，在刮治过程中由牙周袋底向冠方移动，工作端不要超出龈缘。

（7）用力方向：以冠向为主，在牙周袋较宽时，可斜向或水平向运动。刮治器应放在牙石与根面结合部，整体刮除，避免层层刮削牙石。

（8）刮治的连续性：每一下的刮除范围要与前次有部分重叠，连续不间断，并有一定次序，不要遗漏。

（9）根面平整：刮除牙石后，要继续刮除腐败软化的牙骨质层，将根面平整，直至根面光滑坚硬为止，但也应注意不要过多刮除根面，以免刮治之后敏感。

（10）刮治完成后要用尖头探针检查，以确定龈下牙石是否已去净，根面是否光滑、坚硬。

2. 口腔手术显微镜下仿头模模型上示教刮治术

（1）按先下颌、后上颌的顺序调节好操作者的椅位、仿头模的体位，仿头模、操作者的位置等与龈上刮治术相同。同时调整物镜和口镜的位置以确定观察物在视野中央。

（2）根据不同的操作者调整瞳距，使操作者双眼能够同时观察到镜下视野区。

（3）调整口腔手术显微镜放大倍数，在低倍率（3~8倍）下定位视野（个别复杂部位可局部16倍或30倍放大）。

（4）根据操作者的习惯调节灯光的亮度。

（5）将口腔手术显微镜与摄像系统连接。

（6）常规消毒：用1%碘伏消毒术区或用0.1%氯己定漱口1min，行局部浸润麻醉或阻滞麻醉。

（7）探查：用牙周探针在仿头模上探查牙周袋的深度、形状，用尖头探针探查龈下牙石的形状、大小和分布情况，探查时应轻握探针，使手指感觉灵敏。

（8）器械的使用方法

1）器械的握持：采用改良握笔式。

2）力的使用：器械刀刃的角度应与根面成80°左右，即将器械于牙石基底部紧贴根面，通过向根面施加侧向压力和向冠方施加拉力的合力，做连续、短距离、叠瓦式运动以刮除牙石。

3）用力方向以冠方为主：在牙周袋较宽时，匙形刮治器可斜向或水平向运动。

4）器械的移动范围：器械工作端的移动不允许超过龈缘。

（9）选择适宜的刮治器：先选用匙形刮治器进行刮治。一般从后牙颊侧远中牙周袋开始，循颊面至近中，继续向前至第一双尖牙近中根面，再刮舌侧根面；换前牙匙形刮治器，循序刮治前牙的龈下根面。然后用适宜的锄形刮治器去除深牙周袋中残存的牙石，亦可按先远中，次颊面，后近中及舌侧的顺序进行。最后依次用锉形刮治器锉光根面。

（10）分区洁治：全口牙分为6个区，有计划地按一定顺序对逐个区段进行刮治，避免遗漏牙面，避免频繁地更换器械和改变体位。一般先刮治下颌牙，后刮治上颌牙。刮治时要拭去或吸去血液和唾液，使术野清晰。

（11）刮治完毕后要在口腔手术显微镜下用尖头探针仔细检查龈下牙石是否去净，根面是否坚硬。若有残留，需再刮治，直至刮净为止。

（12）冲洗、上药：用3%过氧化氢溶液、0.1%氯己定常规冲洗牙周袋后，牙周袋内置碘甘油。

（13）根面平整术：是龈下刮治术的后续治疗，包括器械操作、化学处理和生物预备三步骤。

1）器械操作：采用两种Gracey刮治器，进入牙周袋底的根面，保持刀口与根面成80°角，旋转刃部，小幅度向冠方提拉，清除龈下牙石。

2）化学处理：隔湿，拭干根面，用50%枸橼酸溶液小棉球，反复涂擦根面3min后，再用0.9%氯化钠注射液冲洗干净。

3）生物预备：纤维结合蛋白处理刮治后的根面，可促进牙周组织的重新附着。

注：在仿头模上操作时，（6）、（12）两步可免去。

3. 在教师指导下，学生在口腔手术显微镜下于仿头模的牙周病模型进行各区段的龈下刮治。

【注意事项】

龈下刮治术是牙周治疗技术中的一项基本技术，但又是一项较难掌握的技术，口腔手术显微镜增加了视觉敏锐度，但要注意操作治疗时间相较传统法延长，而且要求操作者在口腔手术显微镜下熟练操作，这需要有一个较长时间的培训和适应过程，所以要在操作中十分小心，避免遗漏牙石，并避免造成牙龈组织的损伤。

【思考题】

1. 比较使用手用器械进行龈上刮治术与龈下刮治术的操作异同。

2. 比较传统龈下刮治术与口腔手术显微镜下龈下刮治术的优缺点。

【评分表】

评分项目	内容	分数	得分
准备	口腔手术显微镜调节	10	
	仿头模体位调节	5	
	操作者体位	5	
操作	器械的选择	10	
	器械的握持	10	
	支点	10	
	器械的使用	20	
	分区刮治	10	
	根面平整	10	
效果评定	操作规范	5	
	操作效果	5	
合计		100	

（周海静）

实验三十二　口腔手术显微镜下牙龈切除术

【实验内容】

1. 牙龈切除术的方法。

2. 牙龈切除术的步骤。

3. 教师在口腔手术显微镜下示教新鲜猪颌骨牙龈切除术。

4. 牙周塞治剂的调和与放置。

5. 观看牙龈切除术视频。

【目的和要求】

1. 熟悉牙龈切除术的方法与步骤。

2. 熟悉牙龈切除术的常规器械及其使用原则。

3. 熟悉口腔手术显微镜下牙龈切除术的原则。

【实验用品】

口腔手术显微镜，新鲜猪颌骨，牙周探针，尖头探针或记号镊，11号尖刀片和15号圆刀片，刀柄，斧形刀，柳叶刀，龈乳突刀，肉芽刮治器，龈下匙形刮治器，宽背镰形洁治器，小骨锉，调拌板，注射器，牙周塞治剂粉，液（丁香油），甲紫（龙胆紫，紫药水），牙龈切除术模型等。

【实验步骤和方法】

1. 调整瞳距，使操作者双眼能够同时观察到镜下视野区。

2. 初步调节目镜和术区的距离，达到理想的清晰度，调整好的位置应该使术者能看到术区全部范围。

3. 口腔手术显微镜设置在最低放大倍数，调节到距术区约25cm处，投射在术区的小光圈必须通过微调达到高度清晰的聚焦，确定口腔手术显微镜和术区之间的大概距离。

4. 将口腔手术显微镜与摄像系统连接，且将术区调整到视频监控器的中央。

5. 在猪颌骨上检查牙龈情况。

6. 消除牙石后用牙周探针或记号镊探测牙周袋深度，并在牙龈表面用尖头探针蘸甲紫按所探测牙周袋深度刺入做上标记。在术区每个牙唇（舌）侧牙龈的近中、中央、远中处分别做标记点，各点连线即牙周袋底位置，作为切口的依据。切口位置应位于此线的根方1～2mm（图32-1）。

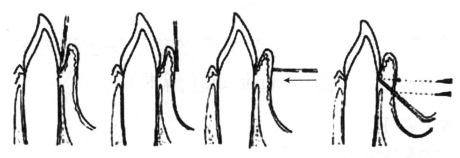

图32-1 牙周探针测量及标记牙周袋

7. 在术区的一侧，用斧形刀在标记的根方1~2mm处，与牙长轴成45°角，刀口斜向冠方，在已定好的切口位置上切入牙龈，一刀切至牙周袋底下方的根面上，连续切除牙周袋，注意要一刀切透，切记反复切割，并避免残留部分牙周袋壁。

8. 用柳叶刀沿切口伸向切方，利用两侧刀刃，使牙间龈组织与下层分离。

9. 于牙间隙用龈乳突刀沿上述切口方向插入，将整个牙间乳突横断。先切断中间，再断开两头，修整龈缘，使其恢复生理外形。

10. 用宽背镰形洁治器去除切下的边缘龈组织和牙间龈组织。用刮治器刮除肉芽组织，并彻底刮除残存的牙石，锉光根面。

11. 修整牙龈 用弯组织剪修整切口处的牙龈，使牙龈与牙长轴成45°角，龈缘处菲薄，牙龈呈贝壳状生理外形（图32-2）。

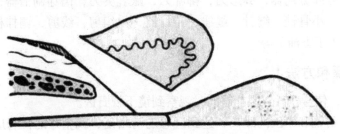

图32-2 牙龈切除后修整生理外形

12. 压迫止血后，用裹紧的湿棉签将塞治剂涂于创面，塞治剂不宜过多、过厚，表面应光滑。

【注意事项】

1. 手术中使刀口与牙长轴成45°角，以保持牙龈的生理形态。

2. 一刀切到底，切忌反复切割。

3. 先断中间，后断两头，以免牙龈游离，不便切除。

（周海静）

实验三十三　口腔手术显微镜下牙周翻瓣术（改良Widman翻瓣术）

【实验内容】

1. 牙周翻瓣术的方法。

2. 牙周翻瓣术的步骤。

3. 教师在口腔手术显微镜下示教新鲜猪颌骨牙周翻瓣术。

4. 观看牙周翻瓣术录像。

【目的和要求】

1. 掌握牙周翻瓣术（改良Widman翻瓣术）的方法与步骤。

2. 熟悉牙周翻瓣术的常规器械及其使用原则。

3. 熟悉口腔手术显微镜下牙周翻瓣术的操作原则。

【实验用品】

口腔手术显微镜，新鲜猪颌骨，牙周探针，尖头探针或记号镊，11号尖刀片和15号圆刀片，刀柄，骨膜分离器，斧形刀，柳叶刀，龈乳突刀，肉芽刮治器，匙形刮治器，宽背镰形洁治器，小骨锉，缝针，缝线，持针器，组织剪，线剪，调拌板，注射器，牙周塞治剂粉，液（丁香油）等。

【实验步骤和方法】

1. 调整瞳距，使操作者双眼能够同时观察到镜下视野区。

2. 初步调节目镜和术区的距离，达到理想的清晰度，调整好的位置应该使术者能看到术区全部范围。

3. 口腔手术显微镜设置在最低放大倍数，调节到距术区约25cm处，投射在术区的小光圈必须通过微调达到高度清晰的聚焦，确定口腔手术显微镜和术区之间的大概距离。

4. 将口腔手术显微镜与摄像系统连接，且将术区调整到视频监控器的中央。

5. 水平切口

（1）第一刀内斜切口：是牙周手术中最常用的切口。用11号（或15号）刀片在术区距龈缘0.5～1.0mm处切入，刀片与牙长轴交角为10°～15°，切达牙槽嵴顶或其附近。刀片在移动时采用提插方式，每次均应切牙槽嵴顶，并且刀片应根据牙的外形改变角度，使切口呈连续的弧形。尽量保留龈乳头外形，以保证瓣复位后能覆盖邻面牙槽骨。切口长度一般应包括手术区近、远中端各一个健康牙。此切口也称第一切口。

（2）第二刀沟内切口：切口从牙周袋底切入至牙槽嵴顶附近。将欲切除的牙周袋壁组织与根面分离。

（3）第三刀牙间水平切口：刀片从第一切口处插入，刀刃与牙长轴垂直，尽量靠近牙槽嵴顶，将欲切除的牙周袋壁组织与牙槽嵴顶和根面彻底分离以彻底清除上皮领圈（图33-1）。

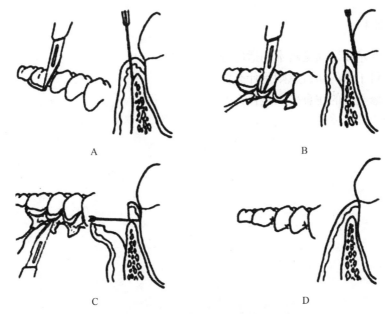

图33-1　改良Widman翻瓣术标准步骤

A.第一切口；B.第二切口；C.第三切口；D.龈瓣原位复位

6. 垂直切口　在水平切口的一端或两端作垂直向的松弛纵切口。用15号刀片在病变区两端正常牙龈组织上做两个纵向切口，直达骨面切口从龈缘至膜龈联合处。其垂直切口应保留完整的龈乳头，其位置在术区远中牙的龈乳头远中、近中牙的龈乳头近中，应切在健康组织上，避免切在病变范围内。

7. 翻瓣　用骨膜分离器翻起黏骨膜瓣直至膜龈联合处，充分暴露病变区，注意切忌动作粗暴，避免损伤撕裂瓣。

8. 仔细检查病变区　用刮治器刮除牙周袋壁组织和肉芽组织。冲洗后检查病变区，观察是否有残留的肉芽组织、根面牙石及牙槽骨缺损情况等。

9. 清创　进一步用刮匙去除被感染的肉芽组织，再用匙形刮治器、锄形刮治器刮除根面上的牙石及病变牙骨质，刮光根面。

10. 修整牙槽骨　在尽可能不降低牙槽骨高度的情况下，用骨锉修整牙槽骨，去除尖锐骨嵴。

11. 检查黏骨膜瓣　必要时进行瓣的修整，用弯组织剪剪除残留的肉芽组织及过厚的牙龈组织，修整龈瓣外形，使之复位后能覆盖骨面，颊、舌侧龈乳头能接触。

12. 清理术区　彻底消除术区的组织残屑、骨碎片和不良血凝块等，并用0.9%氯化钠注射液冲洗。

13. 复位缝合　将瓣复位，使瓣与根面贴紧，然后间断缝合（垂直切口）、悬吊缝合（水平切口）。

14. 牙周上塞治剂　压力不宜过大，不能将牙周塞治剂塞入牙周袋内。牙周塞治剂不能到𬌗面，不能越过黏膜转折。

【思考题】

1. 牙龈切除术和牙周翻瓣术的适应证是什么？

2. 牙周外科手术的切口原则是什么？

3. 牙槽骨修整时的注意事项是什么？

（周海静）

实验三十四　口腔手术显微镜下缝合技术

【实验内容】

1. 牙周手术的缝合方法。

2. 牙周手术缝合的操作步骤。

3. 教师在口腔手术显微镜下示教新鲜猪颌骨牙周翻瓣术后的缝合。

4. 观看牙周手术缝合视频。

【目的和要求】

1. 掌握牙周缝合的技术与方法。

2. 熟悉口腔手术显微镜下牙周缝合的操作原则。

【实验用品】

口腔手术显微镜，新鲜猪颌骨，缝针，缝线，持针器，线剪等。

【实验步骤和方法】

1. 调整瞳距，使操作者双眼能够同时观察到镜下视野区。

2. 初步调节目镜和术区的距离，达到理想的清晰度，调整好的位置应该使术者能看到术区全部范围。

3. 口腔手术显微镜设置在最低放大倍数，调节到距术区约25cm处，投射在术区的小光圈必须通过微调达到高度清晰的聚焦，确定口腔手术显微镜和术区之间的大概距离。

4. 将口腔手术显微镜与摄像系统连接，且将术区调整到视频监控器的中央。

5. 常见的缝合方法

（1）牙周手术缝合的特征：使牙龈组织紧密附着于牙根或骨组织上，建立良好的附着关系，封闭与口腔的交通。

（2）常见缝合方法：间断缝合法、8字缝合法、连续缝合法、垂直/水平褥式缝合法、单乳头悬吊缝合法、单侧间断悬吊缝合法、连续（独立）悬吊缝合法、锚式缝合法、交叉缝合法、锁边缝合法等。

6. 缝合进针位置　主要目的是防止术后缝线撕脱。进针应位于龈乳头三角基线的下方；进针应挂上骨膜（图34-1）。

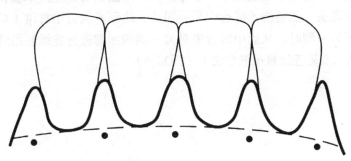

图34-1　进针点

7. 间断缝合法 适用于颊、舌两侧龈瓣张力相同、位置高度相同者。

方法：从颊（唇）侧龈乳头的外侧面进针并穿过龈瓣，然后将针通过牙间隙至舌侧，从舌侧龈瓣的伤口面进针（或从外侧面进针，则称为交叉式间断缝合）并穿过龈瓣，线再穿回牙间隙，在颊侧的邻面处打结（图34-2）。

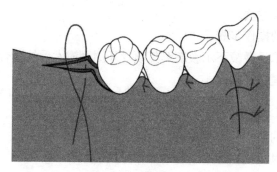

图34-2　间断缝合法

8. 悬吊缝合法 适用于颊、舌侧龈瓣的高度不一、两侧的张力不等者，或适用于仅在牙的一侧有龈瓣者。此法将龈瓣悬吊固定于牙上，可使龈瓣与下方组织紧密贴合。

（1）单乳头悬吊缝合法：从近中龈乳头的外侧面进针并穿过龈瓣，然后将针穿过牙间隙，围绕牙面并穿过远中牙间隙，再从远中龈乳头外侧面进针缝合龈瓣，然后将针穿过牙间隙，再绕回近中，在近中邻面打结。这样，就将单个牙的一侧（颊侧或舌侧）龈瓣悬吊固定于牙上（图34-3）。

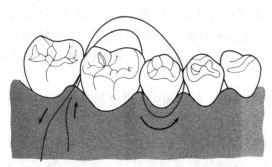

图34-3　单乳头悬吊缝合法

（2）连续悬吊缝合法：基本方法同单乳头悬吊缝合法，只是缝合远中龈乳头后并不绕回该牙的近中，而是继续绕至下一个牙的另一个龈乳头，连续下去，直至术区最远牙远中的一个龈乳头，然后绕术区远中牙一周后，绕回术区近中打结（单侧连续悬吊缝合法）；或绕至另一侧时，从远中向近中对另一侧的龈瓣进行连续悬吊缝合，回到近中后，在近中打结（双侧连续悬吊缝合法）（图34-4）。

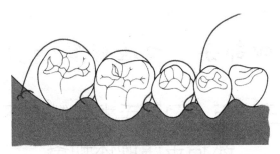

图34-4 连续悬吊缝合法

9. 褥式缝合法 可将牙龈组织穿压在缝线之下，有利于消除无效腔，增加牙龈组织与根面的贴合，促进牙周新附着，常用于自体牙龈游离移植术及骨移植术（图34-5、图34-6）。

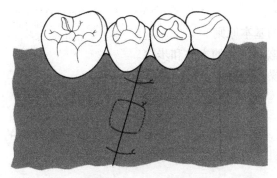

图34-5 水平褥式缝合法

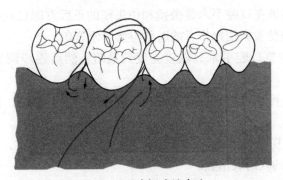

图34-6 垂直褥式缝合法

10. 教师示教上述各种缝合方法。学生练习体会间断缝合法、单乳头悬吊缝合法、单侧连续悬吊缝合法及双侧连续悬吊缝合法。

【思考题】

1. 思考各类缝合方法的特点。

2. 缝合过程中如何避免撕伤牙龈组织？

（周海静）

第四部分　口腔修复学实验

实验三十五　口腔手术显微镜下后牙邻𬌗金属嵌体预备

【实验内容】

口腔手术显微镜下仿头模内操作下颌第一磨牙近中邻𬌗金属嵌体预备。

【目的和要求】

1. 掌握嵌体设计的基本原则。

2. 掌握后牙邻𬌗嵌体预备的方法和步骤。

3. 熟悉显微修复操作的体位及操作技巧。

【实验用品】

口腔手术显微镜，仿头模系统，装有下颌第一磨牙离体牙的石膏模型，口镜，镊子，探针，高速涡轮机，嵌体制备车针等。

【实验步骤和方法】

1. 调整体位　端坐在口腔手术显微镜和仿头模的正后方即12点位，腰部挺直，颈椎前倾不超过20°，调整仿头模使操作者的肘部与操作牙等高。

2. 调整灯光　调整口腔手术显微镜亮度到最暗，然后逐步调亮到合适亮度，避免过亮。

3. 调整瞳距　将目镜之间的距离先调到最宽，然后逐渐缩小，使操作者双眼能够同时观察到镜下视野区。

4. 调整倍数　修复操作开始可从3.5倍或5倍的低倍率开始尝试，逐渐适应后可以使用8倍，8倍是显微修复的入门级倍数。

5. 调整变焦物镜　先调整到3～5倍，通过调整变焦物镜旋钮，使对焦清晰；然后再升高到8倍，再次调整变焦物镜旋钮至清晰。

6. 预备要领　和肉眼预备基本一致。口腔手术显微镜下预备可以看到极为清晰的细节，如果发现局部边缘线不够光滑、连续，操作者可以对仿头模位置稍作调整，使该位置指向操作者的扣子（切线观察），然后，车针轻拉即可预备好该位置。

7. 设计　应用咬合纸仔细检查咬合接触点的位置，根据缺损大小和咬合接触点的位置，设计洞形的外形和扩展范围。

8. 𬌗面洞形的预备

（1）去净腐质，护髓垫底，填倒凹。

（2）预备𬌗面洞形：深度、𬌗向外展度、就位道、预防性扩展、固位形。

（3）用700号短柄裂钻去除所有龋坏和无基釉，并做成箱状洞形，然后做预防性扩展；𬌗面洞与邻面洞相连，形成鸠尾。

要求：窝洞深度一般深2.00mm，最浅部位深约1.50mm，制作鸠尾固位，边缘离开咬合接触约1.00mm，以防嵌体变形及折断，底平壁直，应稍向外展2°～5°，邻面扩展要求至自洁区（图35-1）。

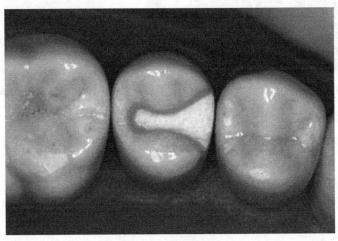

图35-1　𬌗面部分

9.邻面洞形的预备

（1）箱状洞形、保护邻牙。

（2）用700号裂钻于片切面中央，沿牙长轴方向从𬌗缘至片切面龈缘上1.00mm范围内，向远中磨出一条1.00mm深的沟，然后向颊舌侧扩展，形成小箱状洞形。

要求：近远中宽1.00～1.20mm，唇/舌轴面角处至少留有0.50～0.75mm的修复体间隙，𬌗龈向深度至少3.00mm，邻面洞缘斜面预备，要求边缘位于自洁区，颊舌壁与𬌗面洞续连、平直。在邻面箱形固位的基础上，龈壁外侧形成一个60°的斜面，利于边缘封闭和去除无基釉（图35-2～图35-4）。

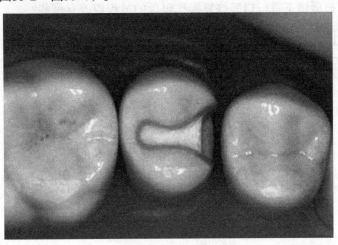

图35-2　邻面部分

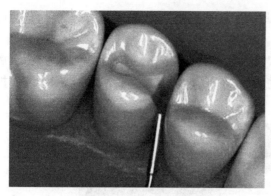

图35-3 唇/舌轴面角修复体间隙

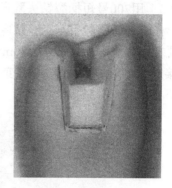

图35-4 龈斜面修整

10. 洞缘斜面的预备

（1）用柱形砂石在洞面角处预备成与洞壁成45°的洞缘小斜面；髓轴角也预备成45°的斜面。

（2）斜面应在𬌗面釉质的1/2处，预备髓轴角时应避免穿髓。

11. 精修完成。

【注意事项】

1. 口腔手术显微镜在有水的情况下视野不清晰，需要有助手进行吹气，将局部积水吹走，才能看清。吹的时候，要干净利落，精准吹气。活髓预备时不能对牙本质长时间连续吹气，以免刺激牙髓。

2. 切磨牙体时支点一定要稳妥。

3. 较深的洞底不必强求平面。

【思考题】

1. 分析嵌体预备与充填Ⅱ类洞的区别。

2. 嵌体预备中𬌗面洞及邻面洞用到了哪些固位形？

3. 口腔手术显微镜下进行口腔修复操作包含的过程应该有哪些？

【评分表】

评分项目	内容	分数	得分
操作前准备	口腔手术显微镜调节	10	
	仿头模体位	10	
	操作者体位	10	
操作过程	𬌗面洞	15	
	邻面洞	15	
	洞缘斜面	10	
	洞形外形线	10	
评价	操作规范	10	
	操作效果	10	
合计		100	

（聂红兵）

实验三十六　口腔手术显微镜下金属烤瓷冠牙体预备

【实验内容】

口腔手术显微镜下仿头模上操作前后牙金属烤瓷冠牙体预备。

【目的和要求】

1. 掌握牙体预备的基本要求。
2. 熟悉预备牙体边缘形态、种类和位置。
3. 掌握牙体预备的方法步骤及钻针的使用。

【实验用品】

口腔手术显微镜，仿头模系统，装有树脂牙（上侧切牙及下颌第一磨牙）的修复石膏模型，一次性检查盘，涡轮机，牙体预备金刚砂钻针一套等。

切割器械：金刚砂车针的粒度。

粗粒度（125～150μm）——柄上有黑色环。

标准型（106～125μm）——柄上有蓝色环。

细粒度（53～63μm）——柄上有红色环。

极细粒度（20～30μm）——柄上有黄色环。

【实验步骤和方法】

1. 调整体位　端坐在口腔手术显微镜和仿头模的正后方即12点位，腰部挺直，颈椎前倾不超过20°，调整仿头模使操作者的肘部与操作牙等高。

2. 调整灯光　调整口腔手术显微镜亮度到最暗，然后逐步调亮到合适亮度，避免过亮。

3. 调整瞳距　将目镜之间的距离先调到最宽，然后逐渐缩小，使操作者双眼能够同时观察到镜下视野区。

4. 调整倍数　修复操作开始可从3.5倍或5倍的低倍率开始尝试，逐渐适应后可以使用8倍，8倍是显微修复的入门级倍数。

5. 调整变焦物镜　先调整到3～5倍，通过调整变焦物镜旋钮，使对焦清晰；然后再升高到8倍，再次调整变焦物镜旋钮至清晰。

6. 中切牙牙体预备

（1）切缘磨除：在切缘与长轴成45°角方向上，做1.5～2.0mm深度的3条引导沟（根据切缘透明层长度可稍增加深度，但不超过2.5mm），邻面留少许牙体组织以防伤及邻牙（图36-1）。

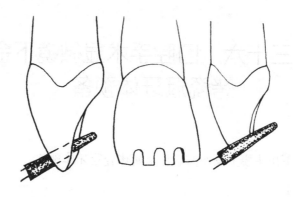

图36-1 切缘预备

（2）唇面形成：唇面分切和颈1/2两个斜面。做3条深1.2mm的引导沟，按引导沟磨除切缘牙体组织，邻面留少许切缘牙体组织以防伤及邻牙（图36-2、图36-3）。

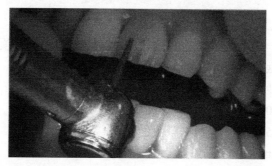

图36-2 唇面定深

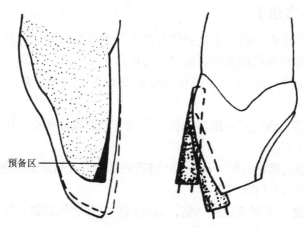

预备区

图36-3 唇面预备

（3）邻接面形成：沿唇面向邻面移行，磨除1.2mm，使转角圆钝，勿形成倒凹，形成2°～5°的聚合度。

（4）排龈处理：在牙龈下牙体颈部肩台形成之前，用龈线将牙龈排开，如受损易致牙龈萎缩。

（5）颈部肩台形成：唇面及邻面唇1/2形成0.7～1.0mm宽度的龈下0.5mm的肩台，唇侧为135°或直角肩台，舌侧（金属）为凹形或斜坡肩台。口腔手术显微镜可以精准检查颈部肩台与排龈线的关系，切忌靠近排龈线，应该至少有0.3mm以上的垂直向间隙。注意：颈部肩台深度"宁浅勿深"，要严控手指不要加力，车针在牙齿表面轻轻滑行，不能随意加深颈部肩台深度。口腔手术显微镜下精细检查龈沟，确认排龈线与牙龈之间有垂直向间隙；确认颈部肩台边缘线与牙龈之间有水平向间隙。这是印模获得360°龈沟的前提。

（6）舌侧边缘形成：邻面舌1/2及舌侧形成羽状边缘，舌隆突以下形成与唇面、颈1/3成2°～5°聚合度的轴面。

（7）舌面形成：均匀磨除0.8～1.5mm，去除舌面倒凹，使颈1/3与唇面平行或切向聚合2°～5°。根据设计，舌侧若不覆盖瓷，只预备出金属的修复间隙并保证颈部肩台及以上无倒凹。若设计金-瓷层覆盖则要求在保证金属厚度的基础上增加瓷层的空隙。通常舌侧预备均匀磨除0.8～1.5mm。但颈1/3部应保持2°～5°切向聚合的颈圈，以增加全冠的固位力（图36-4、图36-5）。

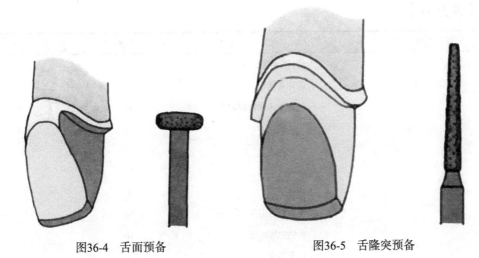

图36-4　舌面预备　　　　　图36-5　舌隆突预备

（8）唇切1/4再形成。

（9）精细修整：用粒度小的金刚砂车针将各面磨光，将各点角、线角磨圆钝。

7. 尖牙　将尖牙磨出近中和远中两个斜切面，其余同切牙。

8. 磨牙

（1）𬌗面的形成：磨除2.0mm以上，保持𬌗面尖嵴沟窝轮廓形态。

（2）轴面的形成：瓷覆盖区磨除1.2mm，非瓷覆盖区磨除0.5～0.7mm。

上颌舌侧2个斜面，颊侧1个斜面，舌侧颈1/2与颊面平行。

下颌舌侧1个斜面，颊侧2个斜面，颊侧颈1/2与舌面平行。

（3）边缘磨除：位置与龈缘平齐，其余同切牙。

【注意事项】

1. 预备完成后，操作者要在口腔手术显微镜下严格检查修复体的轴壁是否光滑，不能有尖锐线角；颈部肩台是否光滑连续，360°基本等宽且有360°清晰、锐利的边缘完成线，边缘线不能有间断，不能有圆钝边缘线，不能有飞边、倒凹、伪边缘线等。

2. 排龈制备颈部肩台时要在口腔手术显微镜下精细检查龈沟、排龈线与颈部肩台的关系。

3. 口腔手术显微镜下预备过程中应时刻保持视野清晰。

4. 切磨牙体时支点一定要稳妥，尤其注意在修整颈部肩台时。

5. 正确使用车针，尽可能有稳定的力点和支点。

6. 前牙舌隆突以下应为一短的轴面，后牙𬌗面不能磨成平面，应尽量保持圆缓的原有沟嵴轮廓形态。

【**思考题**】

1. 在牙体预备的最后一步对预备的牙体进行研磨的目的是什么？

2. 前牙唇切1/4再磨除的目的是什么？

3. 烤瓷熔附金属全冠的适应证及禁忌证有哪些？牙体预备有哪些要求？

【**评分表**】

评分项目	内容	分数	得分
操作前准备	仿头模体位	5	
	操作者体位	5	
	口腔手术显微镜调节	10	
操作过程	切缘磨除	10	
	唇面形成	10	
	邻接面形成	10	
	排龈	5	
	颈部肩台形成	10	
	舌侧边缘形成	10	
	舌面形成	10	
	研磨精修	5	
评价	操作规范	5	
	操作效果	5	
合计		100	

（聂红兵）

第五部分　口腔种植学实验

实验三十七　口腔手术显微镜下种植术

【实验内容】

1. 口腔手术显微镜下种植术的操作步骤。
2. 教师示教口腔手术显微镜下，在种植模型上的种植技术。

【目的和要求】

1. 了解种植技术的过程和方法。
2. 了解口腔手术显微镜下种植技术的操作要点。

【实验用品】

口腔手术显微镜，种植模型，种植用手术包等。

【实验步骤和方法】

1. 根据不同的操作者调整瞳距，使操作者双眼能够同时观察到镜下视野区。

2. 初步调节目镜和术区的距离，达到理想的清晰度，调整好的位置应该使术者能看到从牙冠到牙根整个牙齿的范围。

3. 口腔手术显微镜设置在最低放大倍数，调节到距术区约25cm处，投射在术区的小光圈必须通过微调达到高度清晰的聚焦，确定口腔手术显微镜和术区之间的大概距离。

4. 将口腔手术显微镜与摄像系统连接，且将术区调整到视频监控器的中央。

5. 种植一期手术见图37-1。

（1）切口与翻瓣设计：常采用位于牙槽峰顶正中的"H"形或"T"形切口，对于种植区骨质条件不佳需行骨增量手术或存在附着龈不足需进行软组织重建时，多采用偏离牙槽嵴顶的腭侧切口。切口深度一般直达骨面，便于剥离翻开黏骨膜瓣，充分显示种植区，切忌使用暴力以防损伤软组织和重要解剖结构。

（2）牙槽略修整：翻瓣后先彻底去净粘连软组织，评估牙槽嵴形态。对于窄而尖的牙槽嵴，可通过修整牙槽嵴将其预备为较宽且光滑平整的平面。在骨量充足的情况下，还可将受植区骨皮质预备成扇形，使种植体位于中央凹陷处，这种形态能模拟天然牙牙槽骨外形，有利于龈乳头的形成。

（3）预备种植窝：必须严格遵从序列备洞原则，用锋利器械采用垂直向提拉操作并严格控制压力间歇备洞，并全程使用大量0.9%氯化钠注射液冷却，将产热降到最低限度，备洞过程中应时刻注意防止种植窝轴向改变。

（4）种植体的植入：手动植入时应严格控制扭矩力，一般小于等于50N·cm，种植体植入后应即刻安装相应的封闭螺丝或愈合基台，避免种植体内部受到外部污染影响二期手术或后期修复。

（5）创口的缝合：复位黏骨膜瓣，无张力缝合创口，仔细检查创口封闭情况及有无局部渗血。

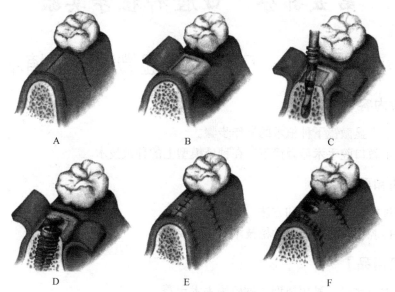

图37-1　种植一期手术示意图

A. 牙槽嵴顶正中设计"H"形切口；B. 将牙槽嵴修整为较宽且光滑平整的平面；C. 预备种植窝；D. 种植体植入后即刻安装
相应的封闭螺丝；E. 复位黏骨膜瓣，无张力缝合创口（潜入式）；F. 复位黏骨膜瓣，无张力缝合创口（穿龈式）

6. 种植二期手术

（1）选用潜入式种植，在种植体骨结合后需进行二期手术暴露种植体，安装愈合基台，待软组织愈合后才能开始修复工作。

（2）二期手术切口最好选择种植体顶部，翻瓣范围以暴露种植体覆盖螺丝为宜，无须过大。

（3）若牙龈较薄易于定位时，还可采用牙龈环切刀直接取出种植体上部牙龈组织，暴露种植体。

【思考题】

1. 根管治疗与种植修复的选择原则是什么？

2. 比较根管治疗与种植修复的适应证。

3. 查阅资料了解种植患者评估及治疗计划的制订。

4. 简述种植体植入方式的选择。

（张金婷）

参考文献

樊明文，2012. 牙体牙髓病学[M]. 4版. 北京：人民卫生出版社.

李娜，2018. 仿头模实验教程[M]. 北京：科学出版社.

凌均棨，2014. 显微牙髓治疗学[M]. 北京：人民卫生出版社.

孟焕新，2013. 牙周病学[M]. 4版. 北京：人民卫生出版社.

聂红兵，2018. 口腔医学基础实验教程[M]. 北京：科学出版社.

石冰，2005. 口腔临床医学实验教程[M]. 成都：四川大学出版社.

王海鹏，2018. 牙体预备标准化操作[M]. 北京：学苑出版社.

王捍国，2016. 显微根管外科彩色图谱[M]. 北京：人民卫生出版社.

王丽，2013. 口腔内科学及口腔外科学实践教学操作指南[M]. 兰州：甘肃民族出版社.

张志愿，2012. 口腔颌面外科学[M]. 7版. 北京：人民卫生出版社.

赵铱民，2012. 口腔修复学[M]. 7版. 北京：人民卫生出版社.